BIBLIOTHÈQUE
OPHTALMOLOGIQUE,

OU

RECUEIL D'OBSERVATIONS

SUR LES MALADIES DES YEUX.

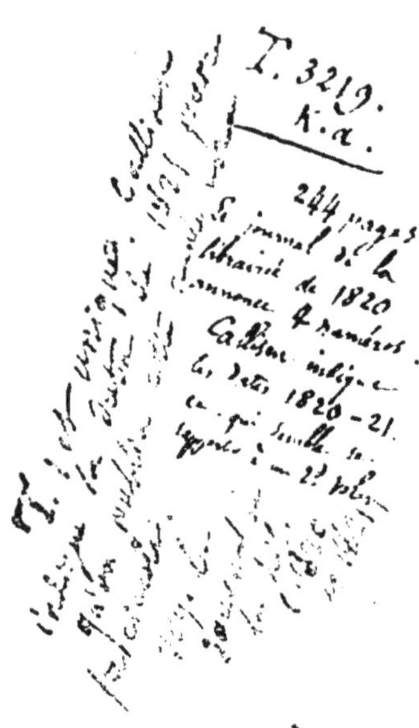

IMPRIMERIE DE J.-L. CHANSON,
RUE DES GRANDS-AUGUSTINS, N° 10.

BIBLIOTHÈQUE OPHTALMOLOGIQUE,

OU

RECUEIL D'OBSERVATIONS SUR LES MALADIES DES YEUX,

FAITES A LA CLINIQUE

DE L'INSTITUTION ROYALE DES JEUNES AVEUGLES.

PAR M. GUILLIÉ,

Directeur-général et Médecin en chef de l'Institution royale des Jeunes Aveugles de Paris, Chevalier de la Légion-d'Honneur, Médecin oculiste de S. A. R. MADAME, Duchesse d'Angoulême, de S. A. S. Mgr le Duc de Bourbon, Membre de la Société royale Académique des Sciences et de celle de Médecine pratique de Paris, etc.

AVEC DES NOTES ET ADDITIONS,

Par MM. DUPUYTREN, *Chirurgien en chef de l'Hôtel-Dieu de Paris*; ALIBERT, *Médecin du* Roi *et de l'Hôpital Saint-Louis*; PARISET, *Médecin des Infirmeries de Bicêtre*; LUCAS, *Médecin de S. A. R.* Madame, *Duchesse d'Angoulême*; NAUCHE, *Médecin consultant des Aveugles.*

TOME Ier.

PARIS,

IMPRIMÉ PAR LES JEUNES AVEUGLES,

Rue Saint-Victor, N° 68, à l'Institution.

M. DCCC. XX.

A mes estimables Confrères,

MESSIEURS

DUPUYTREN, ALIBERT, PARISET,
LUCAS ET NAUCHE.

Gage d'estime, d'attachement et de reconnaissance.

GUILLIÉ.

INTRODUCTION.

Plusieurs ouvrages publiés sur les maladies des yeux, depuis quelques années, ne se trouvent plus en rapport ni avec les progrès récents de l'anatomie et de la physiologie, ni avec l'esprit de sévérité et d'analyse que l'on apporte actuellement dans l'examen des phénomènes de la nature.

Nous nous sommes proposé, dans la publication de la *Bibliothèque ophtalmologique*, de réunir une collection de faits, afin d'en déduire des règles et des principes sûrs pour acquérir une connaissance approfondie des maladies des yeux, et de l'administration des médicaments propres à les combattre. Réunir des faits, c'est créer une science, ou la perfectionner si elle existe. Aussi est ce une vérité démontrée aujourd'hui, que de tous les livres que l'on a écrits sur la médecine, les plus utiles sont ceux qui traitent de la pratique, et, sous ce rapport, il n'en est point qui puissent le disputer aux histoires ou relations bien faites des maladies.

« C'est à mon avis, par ce moyen, disait Hippo-
» crate, que l'art de la médecine s'est établi peu à
» peu, c'est-à-dire, en ramassant et recueillant
» une à une les observations faites en divers cas
» particuliers; lesquelles, étant ensuite réunies,
» ont fait un corps complet (1). »

La simplification des principes de la médecine a, de tous les temps, été l'objet des vœux constants des vrais observateurs; mais comment atteindre ce but si l'on s'abuse par de faux calculs ou des théories hasardées? On ne sert jamais mieux la science qu'en exposant l'état actuel où elle se trouve. A quoi servirait de vouloir prouver qu'elle est parvenue à son plus haut point de perfectionnement, de clarté et d'évidence, si chaque jour on est démenti par l'expérience?

La médecine n'est point exposée, comme quelques autres sciences naturelles de création récente, à des bouleversements subits dans sa théorie par la découverte d'un fait nouveau; elle est, jusqu'à un certain point, à l'abri de ces révolutions; mais on ne peut se dissimuler cependant que les progrès qu'elle fait dans certaines périodes la rendent différente d'elle-même; que les divers points de vue

(1) Hip. prænot. coaq. ij.

sous lesquels on considère les faits, les explications dont on les entoure, les inductions qu'on en tire, varient de siècle en siècle, suivant le génie des auteurs et les opinions dominantes.

Si l'on se rappelle dans quel état d'imperfection était, il y a encore quelques années, l'ophtalmologie, quel vague, quelle incertitude régnaient dans les descriptions des maladies des yeux, presque toujours surchargées de détails superflus et d'inutilités, on ne sera pas étonné que cette branche intéressante de la médecine pratique, tombée dans le mépris, fût devenue la proie de l'ignorance et de l'empyrisme. On n'établissait presque aucune différence entre les ophtalmies avant que Barth et son illustre élève Béer n'eussent révélé les nombreuses variétés qu'elles présentent, et n'eussent enseigné à les distinguer avec autant de précision que de facilité. Quelle reconnaissance ne doit-on pas à Schmidt et à Richter, qui ont laissé de si importants travaux sur l'amaurose et les paralysies partielles des nerfs de l'œil!

Toutefois, on ne peut se le dissimuler, les maladies des yeux sont infiniment plus nombreuses que ne semblerait devoir le comporter la petitesse et la situation de cet organe. On ne parvient à se rendre compte de la multiplicité des affections qui peuvent l'atteindre, que lorsqu'on réfléchit à la variété des humeurs et des tissus qui le composent, et aux fonctions délicates qu'il exerce.

La pathologie oculaire a été malheureusement trop négligée par les observateurs, pour qu'on n'ait pas senti la nécessité d'établir des distinctions précises entre des choses essentiellement différentes qu'on avait long-temps confondues. C'est ce qui m'a déterminé à proposer à mes élèves une classification analytique dont je me sers avec assez d'avantage, depuis quelques années, dans mes cours publics, et que j'ai pu modifier successivement par une pratique étendue qui me fournit l'occasion de voir un grand nombre de fois les mêmes cas, et d'en saisir les plus constants caractères. Néanmoins, quelque heureuse, quelque complète que puisse être une classification et la description des maladies qui s'y rattache, il est une foule de choses qu'on ne saurait transmettre par la tradition, et qu'une longue fréquentation des cliniques et d'utiles rapprochements peuvent seuls révéler.

L'étude des symptômes de ces maladies n'est pas moins importante sous le double rapport de leurs variétés et de leur fréquentes anomalies, d'où naît une difficulté extrême à les discerner les unes des autres. Les ouvrages didactiques donnent des caractères tranchés qu'on ne retrouve plus en examinant les malades. Aussi voit-on chaque jour, dans les cas qui paraissent les mieux caractérisés, les praticiens les plus habiles être discordants sur des points en apparence identiques. Je donne des soins depuis plusieurs années à un banquier de la capitale dont la vue s'affaiblit graduellement. Ses yeux ont été examinés par des chirurgiens français et allemands du plus grand mérite : les uns ont cru voir une amaurose commençante; d'autres des cataractes, et ont offert d'en faire l'extraction ; d'autres enfin, une perversion dans l'action des nerfs optiques : les uns ont proposé des excitants, d'autres des calmants; etc. Que conclure de cette divergence d'opinions parmi des hommes également recommandables par leurs lumières et leur bonne foi, si ce n'est qu'il est extrêmement difficile d'établir la ligne de démarcation qui sépare certaines affections qui semblent avoir entre elles une affinité marquée ?

Dans quel affreux dédale ne se trouverait point plongé le médecin appelé au traitement des maladies des yeux, s'il devait être privé des moyens de reconnaître les causes qui les produisent ! Cette incertitude devrait, ce me semble, rendre bien circonspect dans la détermination des traitements. Dans l'étude attentive que j'ai faite des maladies des yeux, je me suis spécialement appliqué à remonter à leur source primitive, parce que, déterminer l'état des propriétés vitales dans chaque organe affecté, c'est, je crois, le seul moyen d'obtenir une guérison certaine et durable.

A combien de suppositions arbitraires et de futiles conjectures ne s'est-on pas livré pour découvrir les causes organiques de certaines maladies des yeux! Que n'a-t-on pas dit pour et contre les dispositions héréditaires, qui ne puisse être victorieusement réfuté? recherches oiseuses, qui ne pouvaient avoir aucun résultat avantageux pour la science, et qui n'ont servi qu'à entretenir des préjugés souvent funestes. Qui ne sait aujourd'hui que la plupart des névroses de l'œil tiennent à des causes matérielles qui ne peuvent nullement être détruites ni appréciées pendant la vie, et qui forcent le médecin à une inaction commandée par la prudence?

Combien il est important de reconnaître la marche de ces maladies, si rapidement funestes quelquefois, pour prévenir leur issue! et quelle sagacité ne faut-il pas mettre dans celles qui sont produites ou entretenues par l'altération sympathique d'autres organes ! Rien ne m'a paru préférable, dans des cas douteux, à l'étude de la marche de la nature lorsqu'elle opère ses guérisons sans aucun secours artificiel. Ces actes de la puissance médicatrice devraient servir de type à tous les procédés que nous mettons en pratique pour seconder ses opérations.

J'ai vu souvent des médecins étrangers aux maladies des yeux s'effrayer de ce que, durant le traitement, il survenait une exaspération considérable dans tous les phénomènes morbifiques, et souvent même un développement de maladies jusqu'alors cachées ; mais tous ces accidents ne tardent pas à disparaître progressivement, par l'action des mêmes moyens dont on avait d'abord redouté l'usage. Loin de faire aucune concession imprudente à ces symptômes, qui ne sont que le résultat de la marche régulière de la nature, le praticien expérimenté, pour extirper le mal jusques dans sa racine, continue à combattre la maladie, lors même qu'elle semble détruite, comme on poursuit un ennemi vaincu.

Le même esprit d'analyse devra être appliqué à l'examen de cette foule de remèdes spécifiques offerts chaque jour à la crédulité, non-seulement comme infaillibles pour la guérison des maux d'yeux, mais, de plus, comme propres à les prévenir. N'est-il pas essentiel, pour éviter de tomber dans une routine aveugle, d'apprécier à leur juste valeur ces moyens qu'il est sage de ne pas accueillir avec une confiance précipitée, ni repousser non plus avec un injuste dédain s'ils pouvaient être de quelque utilité ?

On aurait tort de se borner, comme le faisaient les anciens oculistes dont j'ai fait l'histoire dans un autre ouvrage, à une thérapeutique locale. Ce serait se priver bien malheureusement des ressources les plus essentielles et les plus philosophiques qu'offre la médecine oculaire. Qui est-ce qui peut méconnaître l'action marquée des sympathies, l'influence salutaire des climats et des saisons, le concours des agents extérieurs, la modification de certaines propriétés vitales de l'économie? Ne sait-on pas que, sur un grand nombre donné d'individus, il en est dont la constitution physique est telle, qu'un remède déterminé n'agira point avec une efficacité égale ? qu'il faut proportionner le remède à l'organisation ; que chaque sujet, chaque organe a, pour ainsi dire, son idiosyncrasie particulière? remarques communes, mais constantes, qui font sentir mieux que tous les raisonnements la nécessité d'étudier les maladies des yeux sur un vaste théâtre où l'on puisse les comparer sans cesse les unes aux autres, tout voir, tout examiner, afin de ne rien laisser qui ne soit avoué par une longue et lumineuse expérience.

Un enseignement clinique des maladies des yeux peut seul remplir les lacunes qui existent. Déjà des cliniques oculaires ont été fondées dans presque toutes les capitales de l'Europe. Vienne, Berlin, Naples, Londres, jouissent depuis longtemps de cet inappréciable avantage. Un très-grand nombre d'élèves distingués sortis de ces écoles, et d'excellents ouvrages publiés par les professeurs qui les dirigent, démontrent l'utilité d'une institution que la France réclame, et qu'on cherche encore vainement dans la capitale, si féconde en établissements philantropiques.

C'est pour tâcher, autant qu'il est en nous, de réaliser ce vœu des amis de l'humanité, que, depuis quatre ans, j'ai pris et fait prendre exactement note par mes elèves, des cas les plus remarquables qui se sont présentés à la clinique spéciale que j'ai établie. L'histoire des maladies est écrite jour par jour, et l'exploration des symptômes a lieu dans un ordre qui ne varie jamais. Ces observations sont lues et annotées en présence des malades, dont le traitement est continué à leur domicile, quand des opérations majeures ou des accidents graves les empêchent de se présenter à la clinique (1). Le même ordre est observé dans les autopsies cadavériques, pour les histoires d'anatomie pathologique et comparée.

Un des points les plus importants de la tâche que nous nous sommes imposée est le rapprochement des maladies qui ont de grands traits de conformité pour la marche des symptômes, l'examen de leur passage à l'état chronique, l'attention à saisir les dissemblances, l'application de ces vues générales au traitement, qui est simple ou composé comme elles, et qu'on peut quelquefois transporter avec succès d'un genre à l'autre, au moyen de modifications calculées.

La science des signes, dont on a si peu tenu compte jusqu'à présent pour le traitement des maladies qui nous occupent, est toujours soigneusement liée avec le caractère spécifique qu'elles pré-

(1) Cet inconvénient, qui faisait échouer un grand nombre d'opérations, n'existe plus aujourd'hui. Je viens d'établir, à mes frais, dans une partie séparée du logement que j'occupe, trois lits où les indigents, pourvus des choses nécessaires, demeurent, sont soignés et surveillés jusqu'à ce que le succès des opérations soit assuré.

sentent, et les espèces, ou simples ou compliquées, ne sont jamais confondues. Les symptômes accessoires ne sont appréciés qu'à leur juste valeur, et les hypothèses, rigoureusement exclues, font place aux impressions des sens: ainsi nous évitons, par cette méthode, la routine et les tâtonnements.

C'est donc le résultat d'un travail assidu que nous offrons au public. Nous avons cru que la publication d'un ouvrage où seraient consignés les faits les plus importants observés à la clinique oculaire de l'Institution royale des jeunes aveugles, pourrait être une chose utile aux progrès de l'art; et nous avons vu avec satisfaction nos confrères, convaincus de l'impossibilité d'étudier avec fruit les maladies des yeux dans les hôpitaux ordinaires, penser comme nous, qu'une maison où se trouvent réunis un grand nombre d'aveugles, était, plus que toute autre, propice à l'examen d'affections qui ont pour résultat ordinaire la cécité, et où l'on peut les étudier, en quelque sorte, synthétiquement.

Nous ajouterons aux observations recueillies à l'Institution les mémoires à consulter et les consultations qui nous seront adressés: nous insérerons aussi quelques dissertations, lorsqu'elles nous paraîtront renfermer des vues utiles ou des aperçus nouveaux.

Honorés du concours des praticiens les plus recommandables de la capitale, qui ont bien voulu coopérer à notre œuvre, avec ce zèle pour le bien qui ne s'est jamais démenti en eux, nous ne négligerons rien pour que la *Bibliothèque ophtalmologique* remplisse son objet. Nous apporterons la plus scrupuleuse attention à ce que les faits que nous publierons soient rendus dans toute leur exactitude, et nous ne sacrifierons jamais la fidélité à la vaine harmonie des paroles.

Puisse ce travail, que nous avons entrepris dans l'intention d'être utiles à ceux qui parcourront la même carrière que nous, n'être pas perdu!

BIBLIOTHÈQUE
OPHTALMOLOGIQUE.

DE LA KÉRATONYXIS (1).

ON a donné ce nom à une opération qui consiste à broyer le cristallin et sa capsule, et à introduire les fragments divisés dans la chambre antérieure, afin qu'ils présentent le plus de surface possible et soient facilement absorbés dans l'humeur aqueuse. Cette opération est très-fréquemment pratiquée en Allemagne, mais elle n'a pas reçu un accueil aussi favorable en France. De la kératonyxis.

Buchorn éveilla le premier l'attention des savants sur cette méthode opératoire, dans une dissertation qui parut en 1806. Un autre mémoire de Langenbeck, professeur à Gœttingue, publié en 1811; quelques articles épars dans les journaux allemands et français, et une thèse de Haan, de Rotterdam, imprimée à Strasbourg, et dans laquelle il cherche à prouver que cette opération remonte jusqu'au 17e siècle, composaient à peu près tout ce que l'on connaissait en France sur la kératonyxis, avant l'impression de l'article que M. Montfalcon a inséré sous ce titre dans le 27e volume du Dictionnaire des Sciences médicales.

(1) De Κερας, *cornu*; et de Νυσσω, *pungo*, piquer.

De la kératonyxis.

Ceux qui ont pensé que les anciens avaient connu la *kératonyxis* sont tombés dans une contradiction manifeste : personne avant Buchorn ne l'avait signalée; ainsi la connaissance de ce procédé opératoire ne remonte pas au-delà de l'année 1806. Haller, Mauchart, Gleize, Bell, et autres dont on invoque mal à propos le témoignage n'ont jamais parlé que de la dépression du cristallin au moyen de la *ponction* de la cornée. M. Demours lui-même, qui a pratiqué des dépressions de cette espèce il y a 18 ans, s'exprime, dans son grand ouvrage, en des termes qui ne laissent aucun doute qu'à cette époque on n'avait point encore établi d'une manière précise la différence essentielle qui existe entre le broiement et la dépression du cristallin, bien que l'aiguille soit introduite, dans l'un et dans l'autre cas, par la cornée. « Je m'abstiendrai, » dit-il, de parler de la kératonyxis, *ou de la » dépression de la cataracte en faisant pénétrer » l'aiguille à travers la cornée*, parce que je ne » crois pas à l'efficacité de ce procédé, etc. (1) » Il est facile de voir que mon habile confrère n'a point entendu parler de la division du cristallin, mais de son déplacement intégral, et, sous ce dernier rapport, sa remarque est fondée, puisqu'il est beaucoup plus facile d'opérer la dépression en introduisant l'aiguille par la sclérotique; mais il n'en demeure pas moins démontré que

---

(1) Demours, malad. des yeux, 1er v. sect. 8, ch. 2, p. 538.

la *kératonyxis* n'était connue de personne lors-qu'il a inséré son observation dans le journal de médecine de Sédillot (1803).

De la kératonyxis.

On trouve des discussions fort intéressantes sur l'histoire et le procédé opératoire de la kératonyxis dans la continuation de la Bibliothèque chirurgicale de Richter et dans la Bibliothèque ophtalmologique de Himly. Le professeur Weinhosd, de Halle, a consigné plusieurs observations curieuses dans le journal de Jéna. Ware (1) et Albers (2), en parlant de cataractes formées par des causes internes, qui ont été ensuite résorbées sans le concours de médicaments, citent des exemples de kératonyxis infiniment curieux ; et le célèbre Beer, de Vienne, a consacré plusieurs paragraphes de son superbe ouvrage à la description de cette opération, dont il ne se montre pas, comme la plupart de ses compatriotes, partisan exclusif.

Toutefois, il existe une confusion remarquable dans les ouvrages des médecins allemands et dans les théories de leurs écoles sur la kératonyxis. Beer, par exemple, entend sous cette dénomination la division et le broiement de la capsule et du cristallin, en pénétrant au travers de la cornée. Buchorn, Langenbeck, Walther et d'autres, pensent que la kératonyxis comprend non-seulement le broiement, mais encore la

(1) Ware, observat. on the cataract. 2. p. 119.

(2) Bibl. opht. Himly, tome 2, page 167, 3e part.

De la Kératonyxis.

dépression du cristallin en totalité. Füger, chirurgien de Vienne (1), en généralisant trop l'application de la kératonyxis, a avancé qu'elle devait être préférée dans tous les cas à l'extraction et à la dépression, ce qui a excité justement la méfiance des praticiens qui ne se laissent pas entraîner par un esprit d'enthousiasme et d'innovation.

Sans partager les théories exclusives de ces médecins, et leur prédilection marquée pour la kératonyxis, on ne peut s'empêcher de reconnaître que cette opération est presque toujours suivie de succès lorsqu'on n'agit que sur des cataractes molles, dont le noyau n'est pas plus dur que la surface, telles que les cataractes fluides des jeunes enfants, qui sont entièrement absorbées après la destruction de la capsule cristalloïde; celles qu'on parvient à broyer facilement, et dont les fragments bien divisés peuvent être plongés dans l'humeur aqueuse devant ou derrière l'iris.

On n'obtient qu'une cure palliative par la dépression, si les cristallins sont durs. Il survient même quelquefois une foule d'accidents dont les ophtalmographes citent beaucoup d'exemples, par suite de la compression exercée sur la rétine. Il n'y a pas de doute qu'à moins d'une contre-indication marquée, l'extraction devra être préférée toutes les fois qu'on croira avoir

---

(1) *Dissertatio de Keratonyxide*, Vienne, 1812.

à craindre, soit par l'âge des sujets, soit par la dureté supposée du cristallin, que l'absorption ne doive pas s'effectuer en presque totalité.

De la kératonyxis.

Parmi tous les avantages que semble offrir la kératonyxis sur les méthodes ordinaires, il en est un bien grand, ce me semble, c'est la certitude de ne jamais blesser l'iris, la choroïde, ni les procès-ciliaires, et d'éviter ces ophtalmies intenses qui déterminent souvent la fonte de l'œil. Un autre avantage qui, sans être d'un aussi grand intérêt, ne laisse pas de concourir au succès de l'opération, c'est la faculté de pouvoir opérer l'un et l'autre œil sans être ambidextre. Sous ce double rapport, lors même que le cristallin ne pourrait être entièrement broyé, il me semblerait que, tout égal d'ailleurs, la kératonyxis serait préférable à la dépression et à l'extraction, qui exigent une blessure beaucoup plus considérable que celle que fait une aiguille très-déliée qui ne permet pas le moindre écoulement de l'humeur aqueuse.

On aurait tort de croire cependant que cette opération ne soit jamais suivie d'accidents inflammatoires et de quelques insuccès. Après avoir fait connaître les avantages qu'elle nous paraît présenter en certains cas, il est de la justice de signaler aussi les inconvénients qui peuvent l'accompagner. En général, les malades ne recouvrent pas la vue aussi promptement que par l'extraction ; il ne faut jamais moins de trois se-

De la kératonyxis.

maines pour que l'absorption soit complète; quelquefois elle n'est pas entièrement terminée au bout de trois mois; mais d'autre part, on ne peut se dispenser de convenir que si la guérison est longue par cette méthode, elle est beaucoup plus sûre que par toutes les autres. Les accidents consécutifs qui surviennent, résultent de l'état de l'individu et des circonstances de l'opération: si, par exemple, on n'a pas exactement divisé la capsule et le cristallin en plusieurs morceaux; si l'aiguille prenant son point d'appui dans la capsule, l'a laissée intacte, et que le cristallin seul ait été détruit, on attendrait vainement l'absorption. On ne doit point hésiter en pareil cas d'introduire l'aiguille dans l'œil une seconde fois. Si même l'opération étant bien faite, l'absorption ne s'effectuait point par une des causes précédemment énumérées, on l'accélère presque toujours en déplaçant les fragments une seconde, troisième et quatrième fois, comme je l'ai fait sur un jeune aveugle de naissance, opéré il y a six mois, sans qu'il soit survenu aucun accident.

Il résulte de tout ce que nous venons d'exposer, que l'état pathologique de l'œil et celui du cristallin cataracté étant bien connu, la kératonyxis est principalement indiquée chez les jeunes enfants et les aveugles-nés dont les cataractes sont presque toujours molles et liquides, lorsque les yeux sont très-enfoncés dans l'orbite, lorsque les sujets sont nerveux, lorsque les cataractes sont adhérentes, etc. Il y a contre-indication, au contraire, chez les sujets âgés, dont les fonctions vitales sont peu actives, si l'iris est pâle et décolorée, si ses mouvements ne sont pas prononcés, et si des vaisseaux variqueux sont apparents sur sa surface.

De la kératonyxis.

Le procédé opératoire varie selon la méthode adoptée par les auteurs, mais l'opération doit toujours se faire en deux temps; dans le premier on enfonce l'aiguille immédiatement au-dessous de la pupille à une ligne de la marge de la cornée, ou à la partie latérale externe de cette tunique à une demi-ligne de la sclérotique, la pointe de l'aiguille étant toujours dirigée vers l'ouverture pupillaire.

Pour faire pénétrer l'extrémité de l'aiguille avec plus de rectitude dans l'œil, Langenbeck la fait glisser sur l'ongle de son indicateur gauche, et la soutient ainsi jusqu'à ce qu'elle ait traversé la pupille. On s'est trompé quand on a cru que ce célèbre chirurgien faisait la ponction dans la partie centrale de la cornée, et dirigeait son instrument horizontalement sur le cristallin. On pourrait agir ainsi quelquefois peut-être impunément, mais on s'exposerait sans aucune nécessité à de graves inconvénients.

Dans le second temps on conduit la lame à travers la pupille; et, par des mouvements projetés en tous sens, on broie la lentille et son en-

De la Kératonyxis.

veloppe. Il est bien de retirer et de reporter à plusieurs reprises l'aiguille dans le cristallin afin de hacher la capsule. Ce moment est précieux ; car si, comme on y est forcé quelquefois sur des enfants indociles, on se bornait seulement à faire de simples piqûres, l'opération demeurerait sans succès : les fragments divisés doivent baigner dans l'humeur aqueuse.

S'il arrivait que, pendant le travail, la pupille s'oblitérât au point d'empêcher de voir dans la chambre postérieure, il suffirait, pour lui rendre son premier diamètre, que l'opérateur plaçât sa main gauche au-dessus de l'œil, de manière à le soustraire à la lumière.

On évitera soigneusement, dans les divers mouvements qu'on fera exécuter à l'aiguille pour déprimer le noyau du cristallin, s'il se trouvait trop dur pour être absorbé, de comprimer la marge pupillaire de l'iris avec la courbure de l'instrument. Les fâcheux résultats de cette compression se manifesteraient bientôt par une violente inflammation.

On doit s'interdire toutes sortes d'épreuves immédiatement après l'opération, et ne pas, en cela, imiter les empyriques qui veulent de suite s'assurer si les malades peuvent reconnaître les objets qu'on leur présente ; de pareilles manœuvres ne peuvent qu'être très-préjudiciables.

Enfin, il est des circonstances où l'humeur aqueuse troublée empêche de voir le cristallin, de suivre les divers mouvements de l'aiguille, et de continuer l'opération. Il est sage alors de la remettre et d'attendre que l'humeur aqueuse soit redevenue transparente, ce qui n'est jamais très long lorsqu'il n'y a point d'inflammation des membranes.

De la kératonyxis.

Le pansement de la kératonyxis est le même que celui de la dépression; il n'est pas nécessaire de tenir l'œil aussi exactement dans l'obscurité. Il semble, au contraire, que ménagée convenablement, la lumière favorise l'absorption. On sent d'ailleurs combien cette partie du traitement exige de soins et de prudence.

L'aiguille de Langenbeck est triangulaire, tranchante sur ses bords et recourbée à son sommet; le col est arrondi et mince; il grossit un peu en se rapprochant du manche comme le modèle indiqué sur la planche sous le n° 1er. Cette aiguille a beaucoup de rapport avec celle de Scarpa, modifiée par M. Dupuytren.

La courbure de la lame de Walther est beaucoup plus prononcée; mais celle-ci n'est point triangulaire. On reproche, peut-être avec raison, à cet instrument de contendre le cristallin au lieu de le diviser. On en voit la figure au n° 2.

L'aiguille de Beer a la forme d'une lance tranchante de quatre côtés. L'auteur, qui en a donné la description dans le second volume de son ouvrage (pag. 397), assure que la division du cristallin est extrêmement prompte et facile avec

Cataracte par kératonyxis.

cet instrument, dont la figure se trouve au n° 3.

L'aiguille de Schmitz (fig. 4) diffère des précédentes par sa longueur, et parce que la lame, plus courte et plus large, présente une légère courbure à la partie postérieure de son bord tranchant.

L'aiguille de Grœfe, indiquée sous le n° 5, est semblable à celle de Beer; il a cru devoir y faire placer au tiers supérieur environ, une croix transversale, afin de pouvoir reconnaître, dans le cas où l'humeur aqueuse se trouble, quelle est l'étendue de l'aiguille introduite dans l'œil, et empêcher qu'on ne pénètre dans le corps vitré. Cette modification nous a semblé plus nuisible qu'utile, et, autant que nous avons pu en juger nous-même par un seul essai, elle nous paraît devoir augmenter l'embarras de l'opérateur. Si nous avions à nous prononcer en faveur d'un de ces quatre instruments, par exclusion aux autres, nous croirions devoir donner la préférence à l'aiguille perfectionnée de Langenbeck (n° 1 *bis*), qui a la forme d'une faulx.

PREMIÈRE OBSERVATION.

Opération de la cataracte par kératonyxis.

Melle Troussel, âgée de 22 ans, demeurant rue de Bourbon, n° 101, reçut, le 5 mars dernier, une contusion sur l'œil droit par la bordure d'un chapeau de paille.

Le 3e jour après l'accident, il se développa une rougeur extrême de l'œil, avec un sentiment

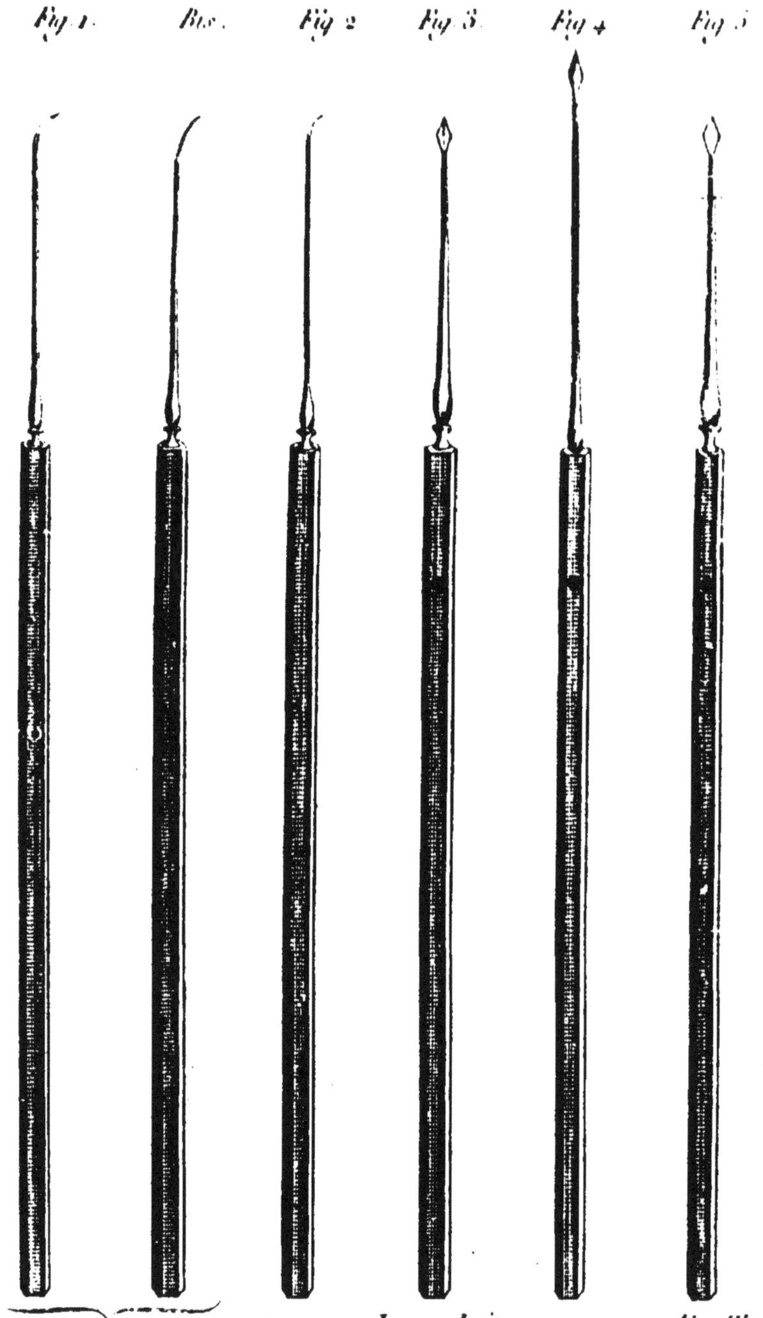

Lances courbée à dard de Langenbeck. — Lance courbée de Walther. — Lance droite de Beer et de Siebold. — Aiguille de Schmidt et de Himly. — Aiguille de Græfe.

Dubois sculp.

guillié delin.

Bibl. ophtal. 1er Vol. Page 27 et 28.

de picotement insupportable : la malade fut saignée le lendemain sans aucun changement dans son état. Le 6ᵉ jour, on fit appliquer sur l'œil des cataplasmes émollients qui déterminèrent un gonflement considérable.

Cataracte par kératonyxis.

C'est dans cet état qu'elle se présenta à la clinique le 15 mars suivant, 10ᵉ jour de la maladie.

La malade supportait difficilement la lumière, et demandait toujours avec instance qu'on la délivrât d'un corps étranger qu'elle supposait être resté dans son œil. Suppression du cataplasme, saignée réitérée, pédiluves synapisés, diète sévère, eau d'orge nitrée pour boisson.

Le 12ᵉ jour, on put écarter les paupières pour reconnaître dans quel état étaient les conjonctives, l'impression de la lumière étant moins douloureuse. Le globe était encore rouge, et la pupille semblait couverte d'une tache grisâtre.

Le 14ᵉ jour, la malade fut évacuée avec une once de phosphate de soude et demi-grain de tartrate antimonié de potasse dissous dans une pinte de la boisson ordinaire.

Le 16ᵉ jour, l'œil dérougi supporta l'application d'un collyre astringent.

Le 20ᵉ, les symptômes inflammatoires étaient entièrement disparus ; mais depuis cette époque, jusqu'au mois de juin suivant, la malade, obligée de se livrer à ses travaux ordinaires, a eu son œil enflammé plusieurs fois, et n'en a jamais vu parfaitement.

Cataracte par kératonyxis.

Dans les premiers jours de juillet, le cristallin a commencé à perdre sa transparence, sans que la malade éprouvât aucun changement dans sa santé. Continuation du collyre tonique, qui a fait disparaître quelques vaisseaux engorgés qui rampaient sur la sclérotique.

Au mois de septembre dernier, une cataracte molle, striée de lignes blanches et grises, était parfaitement développée. Je conçus l'espoir de l'opérer par kératonyxis, ce qui fut exécuté le 22 du même mois.

La division (ou plutôt le broiement) du cristallin fut très-facile, ainsi que celle de la capsule antérieure. Je plongeai une partie des lambeaux dans la chambre antérieure, et le restant fut laissé flottant dans la chambre postérieure. La capsule postérieure du cristallin m'avait paru transparente, je ne la détachai point, je n'aurais pu d'ailleurs le faire avec précision; l'humeur aqueuse s'étant troublée, je retirai l'aiguille avec la précaution dont j'ai parlé dans les généralités sur la kératonyxis.

La malade fut soustraite à la lumière. Elle demeura au lit la tête maintenue très-élevée et le corps dans une situation horizontale.

Une légère saignée du bras fut pratiquée le lendemain.

Le 11 octobre suivant, la malade supportait la lumière, mais elle ne distinguait que très confusément les objets qu'on lui présentait, parce que plusieurs fragments du cristallin flottant dans l'humeur aqueuse n'avaient point été absorbés, et qu'il était facile de s'apercevoir que la capsule cristalloïde postérieure était opaque dans sa partie centrale. Il était indispensable d'introduire l'aiguille une 2ᵉ fois dans le globe pour enlever la capsule opaque, et faciliter par de légers mouvements la fonte du cristallin divisé. La malade ne donna presque aucun signe de douleur; elle fut par prudence placée dans une chambre obscure; mais dès le 15, on y laissa pénétrer graduellement la clarté.

Cataracte par kératonyxis.

Depuis cette époque jusqu'à ce jour, Mlle Troussel a été de mieux en mieux; on a pu suivre, pour ainsi dire, chaque jour, les progrès de la dissolution des fragments, et il n'en reste maintenant qu'un seul qui paraît adhérent à la face postérieure de l'iris. Elle se livre depuis un mois à ses travaux ordinaires avec facilité.

DEUXIÈME OBSERVATION.

Cataracte par kératonyxis.

Louis Maffet, âgé de 67 ans, ancien tailleur d'habits, rue Saint-Germain-l'Auxerrois, était porteur de deux cataractes qui depuis plusieurs années, demeuraient dans un état incomplet d'opacité. Ce malheureux vieillard, impatient de ne pouvoir se livrer à aucuns travaux, voyant à peine à se conduire, était venu plusieurs fois à la clinique, demander avec ins-

Cataracte par kératonyxis.

tance d'être opéré. Son âge, son extrême misère, la nature de ses cataractes, tout semblait devoir éloigner une semblable idée.

Cédant enfin à l'importunité autant qu'au désir de le soulager, il fut arrêté qu'il serait opéré chez lui ; et la kératonyxis fut préférée aux deux autres méthodes, à cause de la mollesse supposée des cristallins et de l'enfoncement des globes qui étaient situés au fond de l'orbite.

Le cristallin droit, qui offrit assez de consistance, fut très-facilement déprimé; et comme il se maintenait sous le corps vitré, je ne pensai pas utile de le diviser, avec d'autant plus de raison que l'absorption est très-lente et même nulle chez les vieillards de cet âge.

La cataracte de l'œil gauche était molle et visqueuse; elle semblait adhérer à l'extrémité de l'aiguille, comme de la cire en fusion. Cet état, qui rendait difficile la division du cristallin, rendit aussi l'opération plus longue et plus laborieuse. L'aiguille fut retirée à plusieurs reprises, afin de hacher la capsule cristalloïde que j'appréhendais de laisser subsister, dans la crainte qu'elle ne fût opaque. Le cristallin, broyé par ces introductions successives, fut abandonné dans la chambre postérieure, et donna à l'humeur aqueuse une teinte roussâtre. Le noyau, qui me parut dur, fut déprimé et arrêté sous le corps vitré; ce qui s'exécuta avec un peu de peine, parce qu'il demeurait attaché à l'extrémité de l'aiguille, comme si elle eût été rugueuse ou ébréchée ; accident qui ne m'était jamais arrivé jusqu'alors. L'iris demeura un peu enflammée, principalement sur son bord inférieur. L'application de dix sangsues à la marge de l'orbite suffit pour calmer cette inflammation, à laquelle je crois devoir attribuer le succès de l'opération, par l'excitation qui en est résultée ; car, en moins de deux mois, la fonte du cristallin a été complète, et le malade voit aujourd'hui parfaitement de l'un et de l'autre œil sans le secours de lunettes, et il n'a point été nécessaire, comme dans l'opération précédente, d'introduire l'aiguille dans l'œil une seconde fois pour activer la fonte des fragments.

Cataracte par kératonyxis.

TROISIÈME OBSERVATION.

Cataracte par kératonyxis.

Jean Maffran, aveugle de naissance, âgé de douze ans, était porteur de deux cataractes laiteuses. Il distinguait l'obscurité de la lumière, et paraissait éprouver quelque plaisir, en passant sa main ouverte devant ses yeux, à remarquer cette succession. Cet enfant a très-peu d'intelligence ; sa tête est grosse et ses yeux proéminents.

L'extrême mobilité des globes et l'impossibilité de les fixer, ce qui arrive chez presque tous les aveugles de naissance, détermina le choix

Cataracte par kératonyxis.

de l'opération par kératonyxis. Cet enfant, qui est robuste et d'une forte constitution, fut placé dans l'infirmerie de l'Institution, et préparé trois jours à l'avance par la diète et des boissons laxatives.

Le 14 mai 1819, l'œil droit fut opéré. Voici ce que cette opération présenta de particulier: à peine l'aiguille eut-elle pénétré à travers la capsule, qu'un liquide très-blanc s'épancha dans les chambres, et troubla tellement la transparence de l'humeur aqueuse, qu'il devint impossible, non-seulement de voir le cristallin et l'ouverture pupillaire, mais encore de suivre les mouvements de l'aiguille, la main qui la dirige se trouvant interposée entre l'opérateur et l'œil à opérer. Après avoir essayé de déchirer la capsule antérieure, je retirai l'instrument, et remis à un autre jour l'opération de l'œil gauche.

Le 18, l'œil ne paraissait plus irrité, l'humeur aqueuse était encore troublée; lorsque quelques rayons lumineux pénétraient dans la chambre du jeune malade, il se plaignait d'une douleur vive qu'il ressentait dans l'œil, et disait que quelque chose le piquait.

Le 24, l'œil supporta aisément l'impression de la lumière; mais il y avait encore impossibilité de voir ni de distinguer aucun objet.

Le 30, le jeune malade fut soumis à une nouvelle épreuve; il aperçut des masses et supporta facilement l'impression de la lumière. On remarquait des fragments de la capsule inabsorbés, flottants dans la chambre postérieure. Cataracte par kératonyxis.

Le 12 juin, il fut opéré de l'œil gauche par le même procédé. Une instillation de la solution aqueuse d'extrait de jusquiame ayant été préalablement faite sur l'œil, l'aiguille à lance de Beer (1) fut introduite à travers la cornée. Le cristallin, qui avait la consistance de la bouillie, fut broyé avant la section de la capsule, et cette membrane divisée ensuite.

Le cristallin sembla s'épancher au bas de la chambre postérieure, en laissant une traînée comme un hypopion qu'on déplace.

Le 20 juin, l'absorption avait fait très-peu de progrès : le malade ne voyait point, et l'œil conservait le même aspect.

Le 27, l'aiguille fut introduite dans l'œil une seconde fois, pour faciliter l'absorption de cette matière d'apparence visqueuse.

Le 30, on commença à apercevoir le fond de la pupille; et chaque jour, depuis lors jusqu'au 15 juillet, la diminution est devenue plus sensible.

Le 16 juillet, mis en contact avec des corps très-bien éclairés, ce jeune enfant qui, comme tous les aveugles-nés, n'avait témoigné aucun

(1) L'aiguille de Langenbeck, recourbée et plus aiguë que celle de Beer, a sur celle-ci l'avantage de ne laisser jamais échapper le cristallin lorsqu'une fois il a été saisi.

Cataracte par kératonyxis.

désir de voir, se servait du toucher pour distinguer tous les objets qu'il ne pouvait reconnaître au moyen de la vue (1).

Le 22, transparence complète de la pupille, dont les mouvements sont très-sensibles; mais,

(1) J'ai expliqué dans un autre ouvrage (*) pourquoi les aveugles-nés rendus à la lumière paraissent si insensibles au bonheur de voir. J'ai dit quels seraient les moyens que je croirais convenable d'employer pour les forcer, en quelque sorte, à se servir du nouveau sens qu'on leur aurait rendu. Ces moyens consisteraient à intercepter momentanément tous les autres sens, pour ne laisser à leur disposition que celui de la vue. — C'est ainsi que le professeur Dupuytren est parvenu à rendre à la fois la vue et la raison à une jeune fille idiote et aveugle qui avait été conduite à l'Hôtel-Dieu pour y être opérée de la cataracte, sachant à peine articuler quelques sons insignifiants. On lui lia les mains, on lui boucha les oreilles, et on l'obligea ainsi à reconnaître les objets par la vue et ensuite à les nommer; on ne lui accordait les choses les plus nécessaires qu'après l'avoir exercée assez de temps pour qu'elle pût retenir un certain nombre de mots chaque jour.

Ce traitement, qui est philosophique et médical, a eu un plein succès. Nous eûmes également la satisfaction de réussir dans un cas semblable en 1814; mais, il faut l'avouer, ce qui rebute de se livrer à d'aussi pénibles travaux, c'est la violence continuelle qu'il faut se faire à soi-même et aux infortunés qu'on veut soulager; c'est l'affliction familles, qui n'est pas toujours bien raisonnée; ce sont les préjugés qu'il faut vaincre, et ce reproche de cruauté qu'on nous adresse trop souvent lorsque nous sommes excités par

(*) Essai sur l'instruction des aveugles, 3e. édit. 1819. 2e. part. chap. 1er.

soit apathie, soit inhabileté de la part de ce malade, il n'a jamais pu apprendre à distinguer les couleurs. Cataracte par kératonyxis.

---

les intentions les plus bienveillantes; enfin, pourquoi ne pas le dire? l'ingratitude des malades eux-mêmes est souvent la source la plus amère de nos dégoûts. Tout le monde connaît cette singulière réponse d'un paysan allemand qui s'était rendu à la clinique de Vienne, pour s'y faire opérer de deux cataractes. Lorsque le célèbre Beer lui eut rendu la vue, il continua à demeurer immobile sur le siége où on l'avait placé. Le prince Metternich, l'un des bienfaiteurs de la clinique de Vienne, devant lequel l'opération venait d'être pratiquée avec tant de succès, demanda à ce paysan si son étonnement et son immobilité étaient produits par le bonheur qu'il devait goûter à revoir la lumière. *Non, Monsieur*, répondit-il; *est-ce que je ne suis pas venu ici pour cela?* (Bin ich denn nicht desswegen hierher gekommen?)

TABLEAU SYNOPTIQUE ET COMPARATIF

DE 53 OPÉRATIONS DE LA CATARACTE,

Faites à la Clinique de l'Institution royale des Jeunes Aveugles, pendant l'année 1819.

PAR KÉRATONYXIS.	PAR DÉPRESSION.	PAR EXTRACTION.
3 ont parfaitement réussi, sans accidents secondaires.	5 ont eu un succès complet.	21 ont été heureuses.
4 ont nécessité la réintroduction de l'aiguille jusqu'à trois fois.	2 suivies de mydriase et de cécité.	7 ont été suivies de staphylômes.
1 a été compliquée d'amaurose.	1 suivie d'exophtalmie.	2 avec décolement de l'iris.
2 ont été suivies d'inflammation et d'adhérence de l'iris à la cornée.	1 d'inflammation de l'iris et d'occlusion de la pupille.	1 avec désorganisation totale de l'œil.
	1 est encore soumise à l'observation.	1 suivie de cécité par l'écoulement des humeurs.
		1 est encore soumise à l'observation.
10	10	33

Nota. La plupart des individus qui sont l'objet de ces observations sont pauvres, et n'ont pu, pendant leur convalescence, observer le régime qui assure ordinairement le succès des opérations.

OPINION

De M. le Professeur DUPUYTREN, *Chirurgien en chef de l'Hôtel-Dieu, etc., sur l'opération de la cataracte par kératonyxis, recueillie à ses leçons de chirurgie clinique, par M. Marx, chirurgien interne à l'Hôtel-Dieu.*

Il y a à peu près quinze ans que ne pouvant réussir à fixer les yeux d'une jeune fille affectée de cataractes accidentelles, et à attaquer la partie antérieure et externe de la sclérotique, pour opérer ces cataractes par dépression, M. Dupuytren prit le parti d'attaquer la cornée transparente, seul endroit de l'œil que les mouvements convulsifs des muscles laissaient en évidence, et de conduire l'aiguille jusqu'au cristallin, en la faisant passer à travers la pupille : cette opération réussit parfaitement.

Mais comme c'était par nécessité et non par choix qu'il avait pénétré dans l'œil par la cornée transparente, il n'eut pas la pensée de faire une méthode générale de cette manière d'opérer. Il ignorait alors que l'opération qu'il venait de pratiquer fût ou qu'elle dût devenir, dans d'autres contrées, une méthode générale.

Cependant la faveur qu'elle acquit en Allemagne et les avantages qui lui furent attribués ayant ramené les idées de M. Dupuytren sur

Opinion de M. Dupuytren sur la kératonyxis.

cette méthode, et l'ayant conduit à pratiquer un assez grand nombre de fois l'opération de la cataracte en piquant la cornée transparente, ou, comme on le dit, par kénatonyxis, il a pu apprécier les avantages et les inconvénients de cette manière de faire l'opération.

C'est des résultats de ces opérations comparés à ceux qu'il a obtenus par la méthode ordinaire que se composera le mémoire suivant.

On y verra qu'après un assez grand nombre d'épreuves de cette manière d'opérer, M. Dupuytren a été conduit à penser qu'elle n'est pas en général d'une exécution plus facile que celle qu'on pratique à travers la sclérotique; que c'est un faible avantage de pouvoir la pratiquer sur les deux yeux avec la même main; que la situation de l'aiguille et de la main de l'opérateur entre l'œil de celui-ci et l'œil du malade empêche de suivre avec facilité les mouvements de l'instrument; que le cercle qui borne la pupille gêne les mouvements de l'aiguille, et ne permet ni de détourner aisément la cataracte, ni de la plonger dans la partie inférieure du corps vitré, ni surtout de détacher les lambeaux de membrane cristalline qu'on voit si souvent, dans les cataractes membraneuses, adhérer aux procès ciliaires; que cette opération ne prévient ni les accidents nerveux, ni les accidents inflammatoires qui accompagnent quelquefois les opérations de cataracte par dépression; qu'elle expose à l'iritis autant et plus peut-être que l'opération à travers la sclérotique; qu'elle est quelquefois suivie de l'opacité de la cornée dans le point où cette membrane a été traversée, et quelquefois dans une étendue plus grande encore; qu'enfin le résultat des opérations de cataracte faites suivant ces deux méthodes chez des individus placés dans des conditions analogues, ne diffèrent pas sensiblement entre eux; qu'il n'existe aucune raison de donner à la kératonyxis la préférence sur la ponction de la sclérotique dans le plus grand nombre des cas, et par une dernière conséquence, qu'il n'y a pas de raison d'en faire une méthode générale; mais que considérée sous le rapport des avantages qu'elle peut avoir dans quelques cas particuliers, elle mérite d'être conservée.

Opinion de M. Dupuytren sur la kératonyxis.

Ainsi, après avoir pratiqué l'opération de la cataracte par kératonyxis sur vingt-un individus, tant à l'Hôtel-Dieu qu'en ville, M. Dupuytren est revenu au procédé qui consiste à pénétrer dans l'œil par la sclérotique, et il n'emploie la kératonyxis que dans des cas particuliers dont il sera rapporté quelques exemples.

Sa manière d'opérer est la suivante :

Les malades ayant été préparés par la saignée, les purgatifs, l'application de sangsues, de vésicatoires, par l'usage d'anti-spasmodiques ou autres moyens, suivant leur constitution et

Opinion de M. Dupuytren sur la kératonyxis.

l'état de leurs yeux, (M. Dupuytren met ordinairement beaucoup d'importance à ces préparations) quelques gouttes de solution d'extrait de Belladona ou d'eau de Lauro-Cérasus ayant été instillées, dès la veille, entre les paupières, l'œil qui ne doit pas être opéré est couvert d'un bandeau, et les malades sont couchés dans leur lit, la tête fort élevée (cette position est celle dans laquelle il opère le plus grand nombre des malades affectés de cataractes), M. Dupuytren saisit avec la main droite une aiguille, qui n'est ni l'ancienne aiguille en fer de lance, ni le crochet de Scarpa, mais qui tient de l'une et de l'autre en ce qu'elle offre un fer de lance comme la première, et une courbure comme la seconde; sa lame est étroite et alongée, courbée sur une de ses faces, très-aiguë par sa pointe, fort tranchante sur ses bords, et le volume de sa tige est exactement proportionné à celui de sa lance, dispositions qui la rendent également susceptible de piquer, de diviser, de saisir et de déplacer, de céder à la main et de se mouvoir sans effort et sans laisser écouler l'humeur aqueuse.

Ces avantages sont sans doute ce qui l'a fait adopter par le plus grand nombre des praticiens depuis douze ou quinze ans, et ce qui fait qu'elle est presque la seule qu'on trouve chez les couteliers.

Ces dispositions prises, il fait élever par un

aide la paupière supérieure, tandis qu'il abaisse lui-même la paupière inférieure avec le doigt médius de la main gauche, ayant soin qu'elles soient retenues l'une et l'autre par leur bord libre; dirigeant alors la pointe de l'aiguille en avant, et la concavité de sa courbure en haut, il enfonce la pointe de cet instrument dans la cornée au niveau de la partie inférieure de la pupille dilatée, et il facilite l'action de l'aiguille en la poussant par sa convexité avec l'indicateur de la main droite; tandis qu'il la presse de haut en bas, et d'avant en arrière avec l'autre main appliquée à son manche.

Opinion de M. Dupuytren sur la kératonyxis.

La cornée étant traversée, il dirige la pointe de l'aiguille dans la chambre antérieure, dans la pupille, et jusques sur le cristallin.

Veut-il abaisser ce corps en masse?

Il fait exécuter à l'aiguille un mouvement de rotation sur son axe pour diriger la convexité de la courbure en haut, et faisant glisser sa pointe entre la partie supérieure du cercle qui borne la pupille et la partie supérieure du cristallin, il embrasse la cataracte avec la concavité de l'instrument, après quoi élevant le manche de ce dernier et abaissant son fer, il déprime le cristallin au-dessous du niveau de la pupille et de l'axe des rayons visuels.

Veut-il diviser la cataracte?

Il présente tantôt la pointe, tantôt les bords tranchants de l'aiguille à la membrane cristalline

Opinion de M. Dupuytren sur la kératonyxis.

et au cristallin, qu'il morcèle et qu'il rejette autant que faire se peut loin de l'axe des rayons visuels.

L'opération terminée, M. Dupuytren retire l'aiguille en la ramenant à la situation qu'elle avait en entrant dans l'œil, il couvre les yeux d'un bandeau, ferme à la lumière tout accès dans le lit du malade, retient celui-ci à la diète et dans le repos. Attentif à observer les suites de l'opération, il s'applique a prévenir les accidents autant qu'il le peut; et, lorsqu'il n'a pu les prévenir, il les combat par les bains de pieds, les anti-spasmodiques, la saignée, les sangsues, les délayants, les révulsifs, etc., suivant que les accidents sont nerveux, inflammatoires, ou qu'ils sont seulement fluxionnaires.

Telle est en général la manière d'agir de M. Dupuytren, lorsqu'il pratique l'opération de la cataracte par kératonyxis. Voici maintenant les observations que lui a suggérées le résultat des opérations qu'il a pratiquées suivant cette méthode.

PREMIÈRE OBSERVATION.

« L'opération de la cataracte par kératonyxis n'est pas en général d'une exécution plus facile que l'opération qu'on pratique à travers la sclérotique. En effet, lorsque l'œil n'est ni très-mobile, ni très-enfoncé dans l'orbite, et qu'il est d'ailleurs dans des conditions ordinaires, ces deux opérations se font avec une égale facilité, et il serait difficile alors de dire laquelle des deux mérite la préférence sous le rapport de la promptitude et sous celui de la facilité dans l'exécution; peut-être même que s'il existe une différence entre ces deux opérations, elle est en faveur de celle qui se fait à travers la sclérotique, car elle laisse la pupille libre, et permet de voir ce qui se passe derrière elle et d'attaquer la cataracte d'avant en arrière et de haut en bas.

Opinion de M. Dupuytren sur la kératonyxis.

DEUXIÈME OBSERVATION.

C'est un faible avantage de pouvoir pratiquer la kératonyxis avec la même main des deux côtés. Cette observation, vraie pour les personnes qui, comme M. Dupuytren, opèrent avec une égale facilité des deux mains, ne l'est plus autant pour celles qui n'ont pas la même habitude. Toutefois il convient que c'est là un des avantages de la kératonyxis sur la ponction de la cornée opaque, et il pense que si elle n'avait pas d'ailleurs d'autres inconvénients, cette circonstance devrait lui faire donner la préférence sur la ponction de la sclérotique.

TROISIÈME OBSERVATION.

La situation de la main et de l'aiguille entre l'œil de l'opérateur et l'œil à opérer, empêche qu'on ne puisse suivre avec facilité les mouvements de l'instrument et ceux qui sont imprimés à la cataracte. Tous ceux qui ont opéré ou vu opérer par kératonyxis, ont pu se convaincre de

Opinion de M. Dupuytren sur la kératonyxis.

la vérité de cette observation; elle est frappante surtout, au moment où, pour déprimer la cataracte, on est obligé d'élever la main et le manche de l'instrument. Il peut même arriver alors que l'œil de l'opérateur cessant de suivre et de diriger les mouvements de la pointe de l'aiguille, celle-ci fatigue ou blesse la partie inférieure de l'iris.

M. Dupuytren ne conclut pas, des observations précédentes, qu'il faille renoncer à la kératonyxis et la rejeter du domaine de l'art; il pense au contraire qu'il faut l'accueillir comme une ressource nouvelle qui peut être préférable, dans certains cas, à la méthode ordinaire.

Il est vrai que le nombre de ces cas ne lui semble pas très-grand; il n'a trouvé, jusqu'à ce jour, d'autres circonstances capables de motiver une préférence en faveur de la kératonyxis sur l'opération par ponction de la sclérotique, que la saillie de l'orbite, l'étroitesse de l'ouverture des paupières, la petitesse et l'enfoncement de l'œil, l'excessive mobilité de cet organe, et surtout les mouvements convulsifs dont il est affecté chez quelques individus, et notamment chez les enfants affectés de cataractes natives, et chez les personne affectées de cataractes du centre de la membrane cristalline.

Ce n'est pas seulement à l'abaissement par ponction de la sclérotique, mais encore et à bien plus forte raison à l'opération par extraction, que la kératonyxis doit être préférée dans ces sortes de cas.

Opinion de M. Dupuytren sur la kératonyxis.

En effet, chez les individus indiqués, l'opération par extraction offre à la fois des difficultés presque insurmontables et des dangers presque certains; l'opération par abaissement en faisant la ponction à travers la sclérotique, a, il est vrai, moins de dangers que l'extraction, mais elle offre presque autant de difficultés qu'elle; tandis que la kératonyxis, qui permet d'attaquer l'œil par sa partie antérieure, joint à toute l'innocuité de l'opération par ponction de la sclérotique, des facilités qu'on ne trouve ni dans cette dernière méthode, ni dans celle par incision de la cornée.

C'est, ainsi que nous l'avons déjà dit, dans des circonstances analogues, que M. Dupuytren pratiqua, il y a quinze ans, la kératonyxis; c'est encore dans un cas semblable qu'il l'a pratiquée récemment chez une jeune fille dont l'histoire doit intéresser presque également les physiologistes, les médecins et les philosophes.

Observation sur une blépharoblénorrhée contagieuse.

OBSERVATION

Sur une Blépharoblénorrhée (1) *contagieuse.*

Le navire *le Rôdeur*, capitaine Bouché, du port de 200 tonneaux, partit du Hâvre le 24 janvier 1819 pour la côte d'Afrique, et arriva à sa destination le 14 mars suivant. Ce navire alla mouiller devant Bonny dans la rivière du Kalabar, pour y faire la traite des nègres.

L'équipage, qui était composé de vingt-deux hommes, jouit d'une bonne santé pendant la traversée et le séjour à Bonny, qui se prolongea jusqu'au 6 avril. On n'avait remarqué aucune trace d'ophtalmie parmi les habitants de la côte, et ce ne fut que quinze jours après s'être mis en mer pour le retour, et lorsque le navire se trouva à peu près sous la ligne, qu'on ressentit les premières atteintes de cette effroyable maladie.

On s'aperçut que les nègres, qui étaient au nombre de cent soixante entassés dans la cale et dans l'entre-pont, avaient contracté une rougeur assez considérable des yeux, qui se communiquait avec une rapidité singulière des uns aux autres. On ne donna cependant pas, dans l'origine, une grande attention à cette maladie,

---

(1) De Βλεφαρον (*palpebra*), Βλεννα (*mucus*), et Ρεω (*fluo*).

Observation sur une blépharoblennorrhée contagieuse.

qu'on crut être occasionnée seulement par le défaut de renouvellement de l'air dans la cale, et par la disette d'eau qui commençait déjà à se faire ressentir (on était dès-lors rationné à huit onces par jour, et plus tard il n'en fut distribué qu'un demi-verre). On crut suffisant de faire des lotions sur les yeux, avec une infusion de fleurs de sureau, et, d'après l'avis de M. Maignan, chirurgien du bâtiment, on fit monter successivement sur le bord, afin de leur faire respirer un air plus pur, les nègres qui étaient demeurés jusqu'alors dans la cale ; mais on fut obligé de renoncer à cette mesure, toute salutaire qu'elle était, parce que beaucoup de ces nègres, affectés de nostalgie, se jetaient dans la mer, en se tenant embrassés les uns les autres.

La maladie, qui se développait parmi les Africains d'une manière effrayante et rapide, ne tarda pas à devenir contagieuse pour tous, et à donner des craintes pour l'équipage.

Le danger de la contagion, et peut-être la cause qui l'entretenait, furent augmentés par un violente dyssenterie attribuée à l'usage qu'on avait fait de l'eau de pluie.

Le premier homme de l'équipage atteint par la contagion fut un matelot qui couchait sous le pont, tout près du panneau grillé qui communiquait avec la cale.

Le lendemain, un novice fut affecté de l'ophtalmie, et, dans les trois jours qui suivirent, le

Observation sur une blépharoblénorrhée contagieuse.

capitaine et la presque totalité de l'équipage en furent frappés aussi.

Description de la marche de la maladie.

Le matin, au réveil, les malades éprouvaient un léger picotement et une démangeaison au bord des paupières, qui devenaient rouges et gonflées.

Le lendemain, la tuméfaction des paupières était accrue, des douleurs intenses s'annoncèrent. On appliqua sur l'œil, afin de diminuer ces douleurs, des cataplasmes de riz aussi chauds que les malades pouvaient les supporter.

Le jour suivant il se manifesta un écoulement d'une matière jaune peu épaisse, mais qui, plus tard, devint visqueuse et verdâtre, et tellement abondante qu'il suffisait aux malades d'écarter les paupières pour en voir tomber plusieurs gouttes tous les quarts d'heure.

Dès le principe de la maladie, la photophobie et un épiphora considérable s'étaient fait remarquer.

A défaut de riz, on se servit de vermicelle bouilli pour les cataplasmes.

Le cinquième jour, on appliqua des vésicatoires à la nuque de quelques malades; mais comme les cantharides manquèrent bientôt, on tâcha de remplir l'effet qu'elles produisaient par l'usage des pédiluves synapisés, et en dirigeant sur les paupières tuméfiées la vapeur de l'eau tiède.

Mais loin de diminuer par cette thérapeutique, les douleurs augmentaient de jour en jour, ainsi que le nombre des aveugles; en sorte que l'équipage, déjà saisi de la crainte d'une révolte parmi les nègres (1), était frappé de la terreur de ne pouvoir diriger le bâtiment pour se rendre aux Antilles, si le dernier des matelots qui seul n'avait pas été atteint par la contagion, et sur lequel se fondaient toutes les espérances, venait à cesser de voir comme les autres. Un pareil événement était arrivé à bord du *Léon*, bâtiment espagnol, qui croisait devant le *Rôdeur*, et dont tout l'équipage devenu aveugle avait été obligé de renoncer à diriger le navire en se recommandant à la charité du *Rôdeur*, presque aussi malheureux que lui. Les marins qui montaient ce navire n'avaient pu ni abandonner leur bord pour aller sur le bord espagnol à cause de la cargaison des nègres, ni recevoir l'équipage de ce navire, le leur étant à peine suffisant pour eux. La difficulté de soigner un si grand nombre de malades dans un aussi étroit espace, le manque d'aliments frais et de remèdes, leur faisaient envier le sort de ceux qui succombaient à une mort qui leur semblait inévitable, et la consternation était générale.

Observation sur une blépharoblénorrhée contagieuse.

Quelques matelots firent usage d'eau-de-vie qu'ils instillèrent entre les paupières, et s'en

(1) Cette révolte n'eut point lieu, parce que les nègres appartenant à des tribus ennemies et rivales, loin de penser à profiter de leur situation et de leur nombre pour conquérir leur liberté, perpétuaient leur haine jusques dans les fers et s'entre-déchiraient avec rage.

Observation sur une blépharoblénorrhée contagieuse.

trouvèrent un peu soulagés; ce qui aurait bien dû indiquer au chirurgien la nécessité de préférer les toniques aux relâchants.

Le douzième jour, les matelots dont l'état avait éprouvé quelque amendement montèrent sur le pont pour soulager leurs camarades; il en est de ce nombre qui furent repris jusqu'à trois fois par la même maladie.

La tuméfaction des paupières étant diminuée, on aperçut sur la conjonctive oculaire quelques phlictaines que le chirurgien du bord eut l'imprudence d'ouvrir; manœuvre qui a été fatale à lui-même, puisqu'il est resté aveugle (1) sans espoir de recouvrer jamais la vue.

Arrivé à la Guadeloupe le 21 juin 1819, l'équipage était dans un état déplorable; mais bientôt, par l'usage des aliments frais, et de simples lotions d'eau fraîche et de suc de citron qui furent conseillés par une négresse, il survint

(1) Ce jeune homme, qui avait suivi la clinique de l'Institution en 1816, et qui m'a fourni une partie des détails qui composent l'histoire de ce triste événement, m'a dit que presque tous les sujets affectés, et lui-même, n'ayant ressenti de violentes douleurs que pendant les deux premiers jours de l'invasion, il avait cru faire une chose convenable d'ouvrir une issue à la matière épanchée entre les lames de la cornée, ce qui, plus tard, a donné naissance aux albugos épais dont ses yeux sont couverts. Il avait jugé cette inflammation érysipélateuse, et n'ayant à choisir comme topique qu'entre la vapeur sèche du goudron ou l'eau tiède, il avait préféré ce dernier moyen, qui a bien évidemment aggravé tous les accidents.

un mieux sensible. Trois jours après le débarquement, le seul homme qui, pendant la traversée, avait résisté à l'influence de la contagion et que la Providence semblait avoir préservé pour servir de guide à ses infortunés compagnons, fut atteint à son tour des mêmes symptômes et d'une ophtalmie qui parcourut les mêmes périodes que celle qui avait existé sur le bâtiment, mais dont le résultat fut bien moins sinistre, parce qu'il ne fut commis aucune erreur dans le traitement.

Observation sur une blépharoblénorrhée contagieuse.

Parmi les nègres, trente-neuf sont devenus aveugles et ont été jetés à la mer; douze sont borgnes, et quatorze ont eu des taches plus ou moins considérables sur la cornée.

Parmi l'équipage, douze hommes ont perdu la vue; de ce nombre est le chirurgien. Cinq sont devenus borgnes; parmi ceux-là se trouve le capitaine, qui n'a cessé, au milieu du plus grand danger, de prodiguer des soins aux nègres et aux matelots, avec un zèle et un dévouement au-dessus de tout éloge. Quatre ont des taies considérables et des adhérences de l'iris à la cornée.

CONCLUSION.

Rien n'est plus évident que le caractère contagieux de cette maladie, bien démontré par ce qui est arrivé au dernier des matelots, qui, ayant résisté sur le bord, a payé comme les autres, étant à terre, son tribut à la cause à laquelle il avait été exposé. Il est présumable que la contagion aura rvation sur une blépharoblénorrhée contagieuse.

pris son origine dans la cale où les nègres étaient encombrés, et quelle se sera communiquée à l'entre-pont où couchaient, dans des hamacs, le capitaine et les officiers qui furent les premiers attaqués, et de proche en proche à ceux qui se trouvaient les plus rapprochés des paneaux et des écoutilles.

Quoique les avis soient demeurés long-temps partagés sur l'évidence de la contagion de l'ophtalmie, les praticiens les plus célèbres ne mettent plus en doute aujourd'hui qu'elle ne puisse se propager par ce moyen; ce fut l'opinion des médecins anglais sur l'ophtalmie égyptienne, dès son principe; tandis que les médecins de l'armée française reconnaissant l'action d'une même cause sur beaucoup d'individus, la crurent seulement épidémique.

On se rappelle la marche que suivit une ophtalmie contagieuse qui se manifesta au mois de prairial an 8, d'abord à Padoue, et qui s'étendit successivement ensuite à Vicence, à Sienne, à Rome, et à toutes les îles de la Méditerranée: cette ophtalmie, comme celle que je viens de décrire, se développa en pleine mer; elle fut soigneusement décrite par Penada, Farelli, Cimba. Celle qui reparut en 1812 nous est connue par les écrits de Vasani, Scarpa, Omodei, etc., qui ont laissé des recherches extrêmement intéressantes sur cette affreuse maladie, qui rendit aveugles une grande partie des soldats du 6e régiment italien en garnison à Ancône.

Ne doit-on pas attribuer à la même cause l'ophtalmie qui, depuis deux ans, du fond de la Pologne jusqu'au pays de Liége, étend ses ravages sur les armées russes et prussiennes? Et, soit que l'on croie, comme un célèbre physiologiste de nos jours, que lorsqu'elles ont acquis un haut degré d'intensité, les phlegmasies des membranes muqueuses peuvent se transmettre d'individu à individu (ce qui supposerait néanmoins le contact immédiat), soit que l'on croie, avec plus de raison peut-être, que l'atmosphère soit seule chargée de transporter avec rapidité les principes de la contagion, il serait, je pense, difficile de se refuser à croire à son existence, lorsque la maladie qu'elle produit se développe, simultanément avec les mêmes caractères sur plusieurs sujets à de grandes distances.

Observation sur une blépharoblénorrhée contagieuse.

Comment pourrait-on expliquer autrement les effets de ces ophtalmies que nous voyons reparaître périodiquement dans les hôpitaux de Paris, et principalement l'ophtalmo-blénorrhée qui règne depuis deux mois dans l'hôpital des enfants malades, et qui a pris naissance dans une salle basse (la salle Saint-Augustin) exposée au couchant, mal aérée, trop rapprochée des latrines? N'est-il pas contagieux le principe qui, malgré tous les soins des médecins, a développé la même maladie sur la majorité des sujets de tout âge et de toute constitution qui se trou-

Observation sur une bléj harobléno rhée contagieuse.

vaient fréquenter les salles où étaient les enfants frappés d'ophtalmies?

Une religieuse a perdu la vue pendant l'exercice de ses fonctions, et une autre religieuse qui se plaignit d'une légère douleur à l'œil gauche, en montant en voiture pour se rendre dans sa famille, à 50 lieues de Paris, a subi le même sort que sa compagne lorsqu'elle a été arrivée à sa destination.

Enfin, les expériences que j'ai faites avec M. Guersent, médecin de cet hôpital, me semblent ne laisser aucun doute. De quatre jeunes aveugles-nés, dans les yeux desquels nous avons déposé du mucus pris sur les conjonctives, d'autres enfants actuellement atteints d'ophtalmo-blénorrhée, et étant dans la période aiguë, trois ont contracté la maladie, quoiqu'ils habitassent une autre maison, et fussent soumis à des régimes très-variés.

On ne peut donc comparer la blépharo-blenorrhée qui a régné à bord du *Rodeur*, à l'ophtalmie légère dont sont quelquefois affectés ceux qui, passant sous la ligne, dorment sur le pont. La fraîcheur de la nuit qui succède à l'extrême chaleur du jour, peut bien, dans quelques cas, exciter sur les yeux, une inflammation plus ou moins violente, mais qui n'a jamais le caractère contagieux de celle que je viens de décrire, et que j'ai cru devoir signaler, à cause de sa singularité et de ses résultats funestes, à l'attention des médecins.

Expériences sur la blépharoblénorrhée contagieuse.

EXPÉRIENCES

Sur la blépharoblénorrhée contagieuse, faites aux infirmeries de la clinique de l'Institution royale des jeunes aveugles.

Les recherches et les observations que j'ai faites sur la blépharoblenorrhée, dont j'ai parlé dans le premier fascicule, me portent à croire que cette maladie est contagieuse. Cette assertion qui paraîtra nouvelle, et peut-être même hasardée à plusieurs, sera, je pense, l'objet de beaucoup de réclamations, puisque la plupart des médecins français, se refusent à croire à la contagion de l'ophtalmie. Après avoir partagé long-temps leur opinion, je pourrais presque dire leur erreur à cet égard, j'ai cru devoir me rendre à l'évidence des faits; et c'est par conviction que je me trouve ramené au sentiment des médecins anglais, allemands et italiens, qui, tous, croient l'ophtalmie contagieuse (1).

(1) Scarpa, Quadri, Mongiardini, en Italie; Mc Gregor, W. Adams, Edmonston, en Angleterre; Himly, Beer, en Allemagne, partagent cette opinion.

Je tiens du colonel Bunburry que le général Wilson (le même qui a figuré dans le procès du comte Lavalette), fut

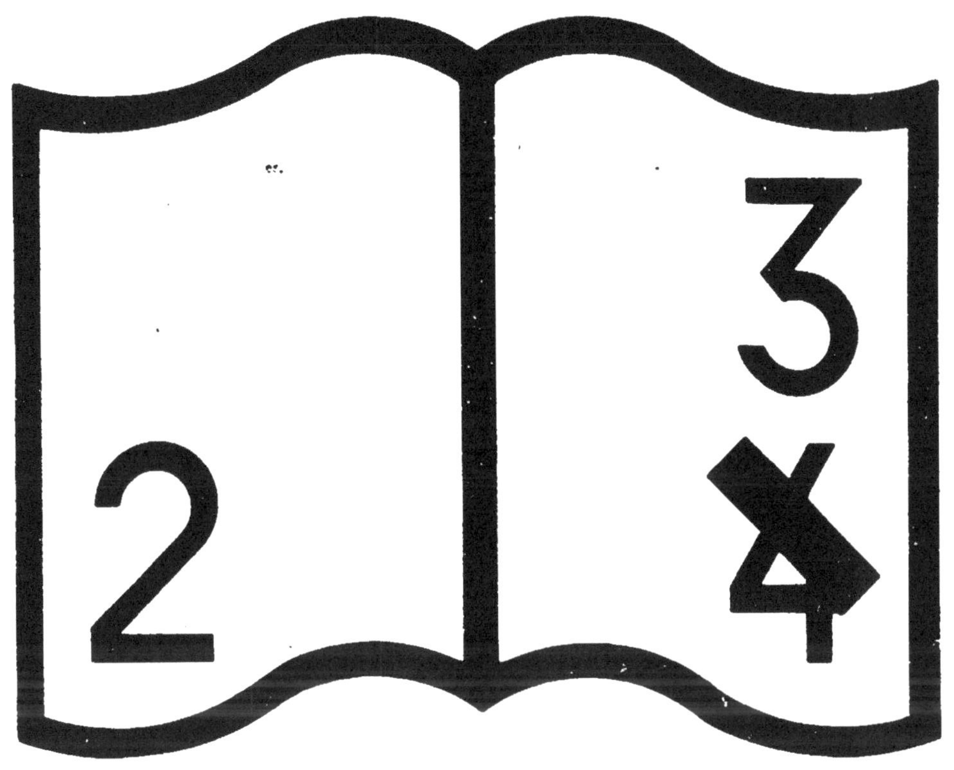

Pagination incorrecte — date incorrecte

NF Z 43-120-12

Expériences sur la blépharoblénorrhée contagieuse.

Il serait superflu d'entrer dans aucun détail, sur les différences qui existent entre la contagion, l'épidémie, l'endémie etc.; cette matière a été suffisamment discutée, pour qu'il ne soit plus nécessaire d'y revenir. Je me bornerai seulement à faire observer, qu'un des caractères essentiels des maladies contagieuses, et qu'on n'a peut-être pas jusqu'ici suffisamment remarqué, c'est que, dans quelque circonstance, et dans quelque lieu qu'on observe une maladie contagieuse, on la trouve toujours la même, à de légères modifications près.

Et pour constater d'une manière bien positive cette vérité, j'ai recueilli des observations très-variées dont je vais rendre compte.

Dans le mois de décembre dernier, je pris à l'hôpital des enfants malades, sur des enfants qui étaient arrivés au second degré de l'ophtalmie

---

frappé, en pleine mer, à son retour d'Egypte, de l'ophtalmie contagieuse, dont il guérit trois mois après son arrivée à Londres, et que sa femme et sa fille qui contractèrent cette même maladie, en le soignant, sont demeurées aveugles.

L'ophtalmo-blénorrhée se développa dans le 56e régiment de cavalerie anglais, et s'y est perpétuée pendant onze ans, quoi qu'on ait fait pour la détruire. Changements de cantonnements, destruction totale des fournitures et des hardes pour en substituer de nouvelles, tout a été infructueux pour détruire ou seulement diminuer cette cruelle maladie, qui ne semblait disparaître momentanément que pour se montrer ensuite avec plus de violence. Il a fallu licencier en totalité les soldats qui composaient ce régiment.

contagieuse, du mucus, qui découlait en abondance de leurs paupières, et je l'introduisis sous celles de quatre jeunes aveugles-nés. J'ai cru que pour une expérience, qui expose ceux qui y sont soumis au danger de perdre la vue, il eût été inhumain de se servir de sujets doués de la faculté de voir, des amaurotiques dont les paupières sont intactes, pouvant offrir les mêmes résultats.

Expériences sur la blépharoblennorrhée contagieuse.

Peu de temps après l'intromission du mucus, et son absorption, j'ai soumis ces quatre enfants à des traitements variés, dont on trouvera l'histoire dans le tableau ci-après.

J'ai appliqué sur un cochon de lait, sur deux chiens, sur un chat et sur un sansonnet, de la matière prise sur les yeux des jeunes aveugles: le développement de l'ophtalmie a été, à très-peu de chose près, la même sur ces animaux, à l'exception du sansonnet, qui n'a éprouvé qu'une légère phlogose de la conjonctive.

J'ai fait dessécher à l'air cette matière, et après l'avoir délayée avec de la salive, je l'ai appliquée sur un chien et sur un lapin, qui ont eu un écoulement abondant, et sont demeurés aveugles.

Et, pour tâcher de détruire une erreur assez généralement répandue sur les inflammations de toutes les membranes muqueuses, qu'on a cru susceptibles de se communiquer d'individu à individu, j'ai introduit dans le canal de l'u-

Expériences sur la blépharoblénorrhée contagieuse.

rètre d'un jeune enfant de douze ans, de la matière prise sur les paupières d'un des quatre sujets soumis à l'expérience. J'ai répété cette épreuve sur moi-même, en déposant la matière entre le gland et le prépuce. Cette intromission n'a produit qu'une légère phlogose qui s'est dissipée d'elle-même, au bout de trois jours. De semblables applications ont été faites dans les naseaux de deux chiens, et dans les oreilles d'un chat, sans qu'il soit survenu autre chose qu'un prurit, qui n'a paru incommoder ces animaux que pendant vingt-quatre heures.

Enfin, rien de ce qui a pu concourir à l'examen d'un fait aussi intéressant, n'a été négligé. J'ai même été servi par des épiphénomènes, qu'il ne m'appartenait pas de provoquer. L'enfant qui fait le sujet de la 8me observation, a été atteint d'une affection catharrale de la membrane muqueuse des poumons; la maladie des conjonctives n'en a pas moins suivi son cours, sans que j'aie remarqué aucun amendement. Je n'ai point eu d'accidents dyssenteriques à combattre; mais je pense que l'irritation de la membrane muqueuse de l'appareil gastro-intestinal aurait produit une déviation plus salutaire, comme le succès obtenu par l'emploi des bains de vapeur et des purgatifs, m'autorisent à le conjecturer.

On sera étonné peut-être que les sujets des 1re, 2e et 3e observations aient eu, étant aveugles, une photophobie qui leur rendait insupportable le plus léger contact de la lumière. Mais ce n'est pas la première fois que des aveugles m'ont fourni l'occasion de faire de semblables remarques. J'en ai vu beaucoup dont les yeux étaient entièrement vidés et qui ne pouvaient, sans douleur, dans leurs maladies, demeurer dans un lieu éclairé. Saunderson, dont j'ai fait l'histoire dans mon essai sur l'instruction des aveugles (1), était de ce nombre; il ne distinguait pas seulement les différents états de l'atmosphère, mais encore il reconnaissait très-bien s'il passait des nuages entre le soleil et la terre. Ce phénomène donnerait matière à bien des hypothèses s'il était possible de partager l'opinion de certains physiciens, sur les propriétés lucifiques de la rétine.

Expériences sur la blépharoblénorrhée contagieuse.

(1) 3me édit. pag. 140.

TABLEAU

Des progrès et de la marche de la blépharo- jusqu'à la terminaison de

1re OBSERVATION.	2me OBSERVATION.
François P...., âgé de 14 ans, *amaurotique depuis l'âge de 2 ans.*	Louis D...., âgé de 11 ans, *albugos par suite de la variole, à 18 mois.*
Blond, disposition au scrophule, avec grande irritabilité, narines larges, lèvres grosses, glande thyroïde apparente, tête grosse, figure habituellement érysipélateuse, enflée ; conception lente.	Brun, bilieux
1er *jour* de l'application du mucus.	1er *jour*.
Aucun changement.	Il a assisté aux leçons et a mangé comme à l'ordinaire.
2me *jour*.	2me *jour*.
Léger prurit à l'œil gauche.	Le matin, douleur violente aux paupières. A midi, disposition à courber la tête sur la poitrine. — Lotions d'eau froide sur le front. A trois heures, application de la glace sur le front et à la région des tempes.
3me *jour*.	3me *jour*.
Douleur et rougeur du bord libre des paupières.	Augmentation de tous les symptômes, rougeur, cuisson, écoulement d'une humeur muqueuse. — Bains de pieds avec l'acide muriatique, orgeat nitré, eau glacée.

COMPARATIF

blénorrhée depuis l'intromission du mucus la maladie, au 40me jour.

3me OBSERVATION.

ANDRÉ M....., âgé de 10 ans, *atrophie de l'œil droit, albugo sur le gauche après la variole survenue à 2 ans.*

Tempéramment sanguin, face colorée, vivacité, disposition à l'inflammation des bulbes, comme presque tous les variolés.

1er *jour.*

Il a joué toute la journée.

2me *jour.*

Cuisson ardente, avec démangeaison, sécheresse considérable du moignon, difficulté de mouvoir les paupières dont les bords sont fortement colorés, photophobie. — Diète.

3me *jour.*

La sécheresse diminue, il lui semble avoir des ordures dans l'œil, et il appréhende de mouvoir les paupières, dans la crainte de réveiller ses douleurs. La rougeur se

4me OBSERVATION.

NICOLAS M....., âgé de 10 ans, fonte totale des *deux globes par suite* de l'ophtalmie purulente, *à* 2 *mois.*

Sanguin.

1er *jour.*

Nul symptôme.

2me *jour.*

Nul symptôme.

3me *jour.*

Légère rougeur et cuisson au bord des paupières.

1re OBSERVATION.	2me OBSERVATION.
4me jour.	*4me jour.*
Cuisson plus forte, sensation d'une ordure sous les paupières. Rougeur de la conjonctive du globe ; il croit toujours avoir de la poussière dans la bouche ; photophobie. Le soir gonflement extrême. Apparition d'une légère mucosité sur le bord des paupières. — Diète absolue. La nuit, grande anxiété. — Eau d'orge nitrée.	Ecoulement plus abondant, épais et verdâtre. — Suppression des lotions froides, collyre mucilagineux, compresses simples.
5me jour.	*5me jour.*
Tuméfaction des paupières jusqu'aux bords de l'orbite, rougeur livide, aspect luisant, sensibilité au toucher; boursouflement de la conjonctive dés paupières avec renversement de la paupière supérieure, écoulement plus abondant d'une matière puriforme jaunâtre, plus consistante que la veille. Pouls fréquent et élevé; même prescription.	Mêmes symptômes; pédilures synapisés, collyre mucilagineux et opiacé.

3me OBSERVATION.

propage du bord des tarses à toute l'étendue des paupières qui prennent un aspect luisant et légèrement violet, comme dans les blépharophtalmies érysipélateuses. — Six sangsues à l'angle interne des paupières.

Le soir, frisson, peau aride, chaude, pouls plein et dur.

4me jour.

Le gonflement, la douleur et la rougeur augmentent; l'écoulement commence pendant la nuit.

Toux sèche, point douloureux sur le côté gauche de la poitrine.

Le soir, saignée du bras, collyre mucilagineux avec acétate de plomb, décoction de chiendent nitré, looch gommeux.

5me jour.

Même état de l'œil, la fièvre inflammatoire est signalée par un pouls dur, très-fréquent et plein, avec toux et difficulté de respirer. — Saignée de la jugulaire, décoction de tamarin avec phosphate de soude, looch.

4me OBSERVATION.

4me jour.

Ecoulement abondant d'une matière liquide, blanchâtre. — Boisson adoucissante.

5me jour.

La maladie est stationnaire, point de fièvre, langue humectée.

1re OBSERVATION.

6me jour.

Symptômes, les mêmes, écoulement augmenté. On entr'ouvre difficilement les paupières, et lorsqu'elles sont écartées, il tombe quatre à cinq gouttes d'une matière jaune-verdâtre, d'une odeur particulière, semblable pour la consistance à de la crême. Impossibilité d'écarter les paupières pour explorer le globe de l'œil.

Application de compresses sèches et chaudes. — L'œil est baigné toutes les heures avec une infusion tiède de fleurs de sureau. — Introduction sous les paupières, à l'aide d'un pinceau de bléreau, de deux gouttes de solution aqueuse d'opium.

7me jour.

Figure enflée. Ecoulement aussi abondant et de même nature.

Fièvre soutenue. — Compresses camphrées. — Purgation avec calomel et jalap.

2me OBSERVATION.

6me jour.

Augmentation de l'écoulement. — Purgation avec jalap.

7me jour.

Tuméfaction extrême des paupières, commencement d'ectropium. — Lavement irritant.

3me OBSERVATION.

6me jour.

Écoulement plus abondant ; la tumeur se propage jusqu'aux bords de l'orbite ; la conjonctive du globe se boursoufle et fait saillie entre les paupières, malgré leur gonflement extrême ; douleur intolérable, le malade dit ressentir dans l'œil une grande tension, comme si le globe allait éclater; expectoration plus facile, constipation. — Lavement irritant, décoction d'orge nitrée et miellée.

7me jour.

Même état, gerçures dans les angles des paupières, l'écoulement quoiqu'extrême ne soulage pas le malade : il sent des battements dans l'orbite —Réapplication de huit sangsues à l'angle interne. — Purgation, hydromel. On est forcé d'ôter les compresses qui recouvraient l'œil, puisque leur contact devient insupportable.

8me jour.

Diminution des pulsations dans l'œil, mais augmentation de l'écoulement ; insomnie. — Vésicatoire à la nuque.

4me OBSERVATION.

6me jour.

Le gonflement est augmenté, il est accompagné de douleurs, et d'excrétions d'une matière puriforme. — Collyre mucilagineux opiacé.

7me jour.

Mêmes symptômes, appétit.

1re OBSERVATION.	2me OBSERVATION.
10me *jour.*	10me *jour.*
La suppuration continue. Sentiment de douleur lorsque les paupières ne sont pas lavées. Agglutination des cils. Érosion des joues, diminution de la fièvre ; diète moins sévère. — On continue les lotions d'infusion de fleurs de sureau. — On substitue une fois par jour, à la solution aqueuse d'opium, le laudanum qui excite une cuisson vive et instantanée ; purgation.	La conjonctive palpébrale est boursouflée et fait saillie au-dehors, les cils sont repoussés en avant. — Purgation, application du laudanum.
13me *jour*	13me *jour.*
Diminution de l'écoulement, couleur la même. Faiblesse générale, langue saburrale, dispositions au sommeil, pouls large et mol, transpiration abondante. — Compresses camphrées, collyre aromatique, laudanum deux fois, infusion de calamus aromaticus pour boisson.	Écoulement extrêmement abondant, l'application du laudanum excite une cuisson vive. — Purgation avec calomel et jalap ; le soir instillation d'une goutte de solution de sulfate de cadmium sous les paupières.
16me *jour.*	16me *jour.*
État des paupières semblable ; un peu de diminution dans l'écoulement. Le malade se trouve mieux et demeure levé trois heures.	Le boursouflément ainsi que l'écoulement semblent diminuer. Le malade rentre dans le dortoir commun et s'expose à l'air froid.

3me OBSERVATION.	4me OBSERVATION.
9me jour.	
L'écoulement ne diminue pas.—On panse le vésicatoire avec l'onguent suppuratif et l'oxide rouge de mercure.	
10me jour.	*10me jour.*
Aucun changement.—Pédiluve synapisé, collyre prescrit, avec double dose d'acétate de plomb.	Mieux. — Demi.
13me jour.	*13me jour.*
La tumeur diminue, mais l'écoulement est le même; on distingue mieux le boursouflement de la conjonctive du bulbe. — Purgation avec calomel et jalap.	L'enfant est guéri.
16me jour.	
L'écoulement est le même pour la quantité et la nature de la matière excrétée; l'enfant est triste et agité.	

1re OBSERVATION.

On accorde quelques aliments, un peu de vin, le quart.

2me OBSERVATION.

20me *jour.*

L'écoulement diminue, la matière est moins verdâtre, la figure désenfle, on écarte plus facilement les paupières quoique l'impression du jour soit encore intolérable.

L'appétit et les forces reviennent; même traitement, une seule application du laudanum, la demi.

20me *jour.*

Récidive, apparition de tous les symptômes qui avaient disparu, douleur dans les régions temporales et sur-orbitaires. — On suspend le laudanum, diète austère.

3me OBSERVATION. 4me OBSERVATION.

17me *jour.*

(Le traitement antiphlogistique ne produisant aucun bon effet, on l'abandonne pour recourir à une méthode stimulante et mieux appropriée à la seconde période des inflammations des membranes muqueuses.)

Infusion de calamus-aromaticus, pour boisson; compresses chaudes frottées de camphrée; collyre mucilagineux opiacé; application du laudanum une fois par jour Lavement émollient.

18me *jour.*

Douleur de l'œil sensiblement diminuée; écoulement un peu moins abondant, matière plus consistante. — Application du laudanum deux fois.

20me *jour.*

Mieux, le vésicatoire commence à sécher. — Décoction de quinquina deux verres, un peu de vin, soupe-bouillon.

1re OBSERVATION.

25me jour.

La matière devient puriforme ; la tuméfaction des paupières persiste encore, mais on peut explorer l'œil dont la conjonctive très-boursouflée est baignée d'un mucus laiteux dans ses replis longitudinaux qui conservent une couleur rouge intense.

27me jour.

La rougeur de la conjonctive diminue dans sa partie centrale, mais elle demeure épaisse et fongueuse à ses deux extrémités, principalement à l'angle interne où elle forme une forte saillie sur la caroncule lacrymale. — Collyre astringent.

30me jour.

La conjonctive diminue d'épaisseur, et l'encanthis se décolore. On aperçoit aisément la cornée autour de laquelle il y a encore une zone rosacée, comme celle qu'on observe dans l'iritis.

32me jour.

Point de douleur. L'écoulement est entièrement tari. On remarque une taie assez étendue dans la partie inférieure et interne de l'œil près de la caroncule.

2me OBSERVATION.

25me jour.

Amélioration de tous les symptômes. La conjonctive quoique tuméfiée dérougit sur ses bords, l'écoulement devient plus épais.

27me jour.

Mieux sensible ; le malade entr'ouvre les paupières, il éprouve de la cuisson sur les cartilages tarses. L'ectropium disparaît graduellement ; le frottement qu'il exerce sur les bords des paupières y détermine des érosions. — Application de cérat avec acétate de plomb pendant la nuit.

30me jour.

On ouvre l'œil assez facilement, et lorsqu'on comprime sous ses doigts la conjonctive palpébrale, il en découle assez abondament une matière visqueuse.

3me OBSERVATION.

25me *jour*.

L'écoulement et la tuméfaction diminuent ; mais si on renverse les paupières, on voit la conjonctive granulée comme l'intérieur d'une figue, fièvre presqu'entièrement cessée, le malade est plus gai, il se lève trois heures.

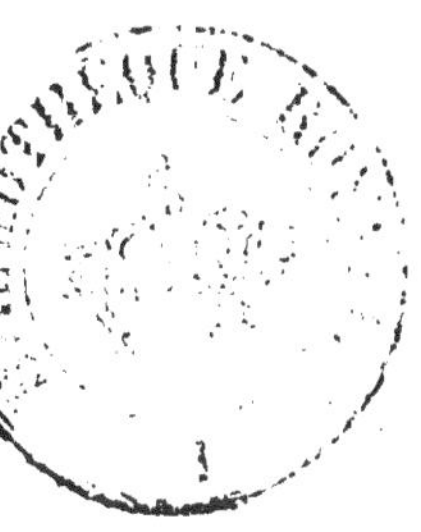

30me *jour*.

L'écoulement des matières plus liquide, mais verdâtres, n'est pas entièrement tari. — Eau vineuse pour boisson. Riz au bouillon, la demi.

32me *jour*.

Les yeux sont collés le matin, et il est difficile de détacher les cils sans qu'ils ne s'arrachent. — Laudanum une fois.

4me OBSERVATION.

1re OBSERVATION.

35me *jour.*

Convalescence.

2me OBSERVATION.

35me *jour.*

L'enfant rentre dans les dortoirs où il est observé. — Fumigations aromatiques dirigées sur les paupières. Régime tonique.

38me *jour.*

L'enfant est guéri.

3me OBSERVATION.

35me *jour.*

Sensibilité sur les bords des tarses; cuissons occasionnées par l'arrachement des cils et le séjour de la matière de l'écoulement dans le replis inférieur de la conjonctive qui est peu colorée, mais toujours épaisse et granulée à la face interne des paupières seulement. L'enfant demeure levé toute la journée. — Eau vineuse — portion.

38me *jour.*

Le moignon de l'œil paraît plus irrité qu'il ne l'avait été depuis quelques jours, parce que l'enfant s'est exposé à la fumée, l'écoulement ne reparaît point; mais le malade se plaint d'éprouver de la chaleur et de la gêne dans l'orbite. — Diète, bain de pied, application de cérat opiacé sur le bord des paupières.

40me *jour.*

Tous les symptômes signalés ci-dessus sont disparus; les paupières sont beaucoup moins épaisses; les cils ont repris leur direction ordinaire; l'inflammation du moignon est dissipée; le malade est en pleine convalescence.

N. B. On remarquera facilement que ceux qui ont été traités par des méthodes affaiblissantes, les vésicatoires, les purgations, la saignée, etc., ont été beaucoup plus long-temps à guérir. L'erreur dans laquelle tombent presque toutes les personnes étrangères aux maladies des yeux, sur le traitement de l'ophtalmie, provient de ce qu'elles ne distinguent pas assez les périodes, et que très-souvent elles croient nécessaires les anti-phlogistiques lorsqu'ils se trouvent contr'indiqués, quoique les conjonctives demeurent rouges et, en apparence, irritées. Le succès dans le traitement de cette ophtalmie, tient à la distinction de la période inflammatoire d'avec celle de la suppuration, et par conséquent à l'emploi méthodique des anti-phlogistiques et des fortifiants. Je ne parle pas du mauvais effet des setons, des applications stimulantes sur le crâne; ces moyens sont on ne peut plus nuisibles et contraires à tout ce que l'observation à révélé sur ces maladies, qu'on aurait grand tort de croire étrangères aux autres affections dont peuvent avoir été atteints autrefois les individus actuellement frappés d'ophtalmie.

GUILLIÉ.

Sur le trichiasis.

SUR LE TRICHIASIS,

Par M. Hardegg, *docteur en médecine et en chirurgie de l'Université de Tubingue.*

On distingue deux espèces de trichiasis : le trichiasis simple, et le trichiasis compliqué.

Dans la première, la maladie ne consiste que dans une direction vicieuse des cils. Des ulcères situés sur le bord de la paupière, suite ordinaire de la blépharophthalmie glanduleuse chronique, de la psorophthalmie, et ayant détruit une partie de ce même bord, le couvrent, après leur guérison, de cicatrices plus ou moins étendues, lesquelles empêchent les cils, dont les racines sont restées intactes, de percer la peau dans leur sens naturel, et les forcent de suivre une autre direction qui les porte, dans bien des cas, contre le globe de l'œil. C'est ce qu'on appelle trichiasis, κατ' ἐξοχήν. Quelques auteurs ont décrit une espèce de trichiasis, qu'ils appellent distichiasis. Ce n'est pourtant qu'une variété du trichiasis simple. Quand les maladies dont nous venons de parler ont produit une défiguration un peu considérable du bord de la paupière en l'épaississant (tilosis), les cils poussent en divers sens, les uns dirigés en dehors, les autres en dedans, sans être régulièrement disposés sur deux lignes;

Sur le trichiasis.

ce que pourrait faire croire le nom qu'on a donné à cette maladie.

Dans la seconde espèce, qui est la plus fréquente, le trichiasis dépend du raccourcissement du cartilage qui s'est renversé en dedans. Elle est la suite des ulcérations qui se sont formées à la membrane intérieure de la paupière, après des ophthalmies; ou bien, si nous en croyons Scarpa, elle est l'effet d'une métamorphose particulière du tarse lui-même, qui se ramollit; dans ce cas, le trichiasis est compliqué avec l'entropium, qui dépend de la même cause.

Le trichiasis peut être compliqué avec l'entropium qui dépend de l'alongement et du relâchement de la peau qui, au reste, me semble être moins fréquent qu'on ne ne le croit, car c'est presque toujours le renversement du cartilage qui produit l'entropium. Enfin, le trichiasis se rencontre quelquefois comme symptôme du blépharospasme, surtout si ce dernier est accompagné d'une ophtalmie scrophuleuse, comme dans la plupart des cas.

Avant d'examiner le trichiasis compliqué, nous dirons quelques mots sur le trichiasis simple.

Le plus souvent, ce ne sont que deux ou trois cils qui suivent la direction vicieuse, quand le trichiasis est simple. L'on se contente alors de les arracher, s'ils incommodent le malade. Ce remède n'est que palliatif, car les cils arrachés ne cessent pas de reparaître. On a donc imaginé

Sur le trichiasis

d'y remédier, en détruisant leurs bulbes par le cautère actuel, ou les caustiques; mais rarement on y parvient, et quelquefois les cils suivent, après l'opération, une direction plus vicieuse encore que celle qu'ils avaient auparavant. Pour guérir radicalement cette maladie, il faudrait avoir recours à l'opération dont je parlerai plus tard, à laquelle, au reste, le malade peu incommodé de son mal ne consentirait que rarement.

Quand le trichiasis est le symptôme de l'entropium avec renversement du cartilage, le symptôme est plus grave que la maladie elle-même. Celle-ci n'a point de suites fâcheuses pour les fonctions de l'œil, et éloigner ce symptôme, c'est assez fait pour la guérison du malade, quoique la métamorphose du cartilage, en laquelle consiste la maladie, n'ait pas cessé de durer. Aussi toutes les méthodes de traiter ce mal sont-elles dirigées contre ce seul symptôme, comme nous le verrons dans la suite.

L'œil irrité sans cesse par les cils qui, dirigés contre son globe, le frottent comme une brosse, se trouve dans un état d'inflammation continuelle. La douleur, la photophobie, le larmoiement, tourmentent le malade. Quand on soulève la paupière supérieure, qui est fortement serrée contre l'inférieure, le muscle orbiculaire ayant vaincu l'action du muscle releveur, on voit que la conjonctive a subi une altération qui est d'autant plus apparente, que

Sur le trichiasis.

la maladie a déjà duré quelque temps. Elle est rouge quelquefois comme un drap d'écarlate, gonflée, ramollie, souvent élevée en plis, de manière qu'elle couvre les bords de la cornée : en un mot, elle présente la maladie qu'on a appelée *pannus*. La conjonctive oculaire se tuméfie également ; elle s'obscurcit, prend une couleur livide, grisâtre, et de petits vaisseaux sanguins se prolongent, de la conjonction du bulbe jusque dans celle de la cornée. Dans cet état de la cornée que quelques auteurs ont décrit sous le nom de *corneitis*, la vue doit nécessairement se troubler, et la maladie se développant de plus en plus, la faculté de voir s'affaiblit graduellement

Quand la maladie a duré un temps considérable, l'œil habitué à l'irritation continuelle, devient moins sensible ; la métamorphose de la conjonctive lui sert de bouclier contre les attaques des cils. Les douleurs cessent ; la rougeur, la photophobie, le larmoiement diminuent, mais la vue est totalement perdue. C'est, en peu de traits, le cours de la maladie, qui, pour parvenir à ce terme funeste, exige un temps plus ou moins considérable, proportionné à la sensibilité de l'individu malade, en général, et de l'œil affecté, en particulier.

Une maladie qui, parvenue à son plus haut degré, ne tarde pas d'amener la cécité, et qui, moins développée, est toujours fort doulou-

Sur le trichiasis.

reuse et incommode, doit nécessairement avoir fixé l'attention des praticiens : aussi l'art possède-t-il plusieurs méthodes de traiter cette maladie, proposées par des hommes dont les noms brillent dans les fastes de l'art. Après avoir fait en peu de mots la critique des méthodes qu'on avait jusqu'ici adoptées, on pourra juger si l'art tirera un profit réel de la proposition d'une nouvelle opération, qui, fondée sur des principes rationnels, a été couronnée par le plus heureux succès, chaque fois qu'on l'a pratiquée.

Ware conseille, dans son ouvrage sur l'ophthalmie, de mettre à découvert, par une incision, les fibres du muscle releveur de la paupière, et de les toucher avec un fer chauffé. Cette méthode ne conviendra que dans la chute de la paupière, produite par la paralysie de ce même muscle, et n'aura point d'effet dans la maladie dont il s'agit ici, et qui dépend d'une autre cause sur laquelle le fer chauffé ne peut pas agir. Au reste, il suffirait de toucher la peau avec le fer, sans l'inciser à la fois, ce qui rend l'opération plus compliquée et plus douloureuse.

La méthode la plus généralement adoptée est l'opération de l'entropium, c'est-à-dire, l'excision d'une partie de la peau de la paupière, et la réunion immédiate de la plaie qui en résulte. Comme on trouve la description exacte de ce procédé dans tous les ouvrages qui traitent des opérations, je pourrai me dispenser de la don-

Sur le trichiasis.

ner ici : ainsi je me bornerai donc à dire que cette opération n'a le succès qu'on attend, que dans le cas où l'entropium est produit par un alongement et relâchement des téguments de la paupière, espèce d'entropium qui est plus rare que l'on ne croyait jusqu'ici.

En vain se flatterait-on de corriger la direction vicieuse du cartilage, par le raccourcissement de la peau, bientôt l'élasticité du cartilage, qui d'ailleurs, par une métamorphose particulière, est porté à se renverser en dedans, surmonterait la tension des parties externes, produite par l'inflammation adhésive, à laquelle lui-même n'a pas pris part, et c'est précisément ce que prouve l'expérience. Schreger raconte qu'on avait enlevé la plus grande partie de la peau de la paupière à un individu affecté de trichiasis, sans pouvoir le guérir de son mal.

Cette opération sera donc réservée pour la chute des paupières et l'entropium, produite par l'alongement de la peau.

Helling a proposé d'appliquer l'acide sulfurique, afin de produire une escarre, et par-là un raccourcissement de la peau, qui corrigerait le renversement de la paupière en dedans. Ce remède, favorablement accueilli par les praticiens allemands, n'a pas réussi dans les cas où il y avait affection du tarse. On cite plusieurs cas où l'on avait converti presque toute la paupière en une escarre, sans parvenir à la guérison du mal.

Tout ce que nous avons dit sur les deux méthodes précédentes s'applique à ce remède, qu'on peut regarder comme tenant le milieu entre le procédé de Ware et l'opération de l'entropium.

Sur le trichiasis.

Enfin, on a imaginé de couper le tarse transversalement. Outre que cette opération ne réussit pas toujours, il en pourrait résulter une difformité sensible; et quand on la pratique à la paupière inférieure, il en résulte un écoulement de larmes, si le chirurgien intéresse d'autres parties que le cartilage.

Saunders conseille l'excision totale du tarse. Cette opération douloureuse doit nécessairement produire une difformité très-sensible, et je crois qu'on sera bien aise de la remplacer par une autre qui n'a pas ces inconvénients. Néanmoins, il faut convenir qu'elle fut jusqu'ici le dernier refuge que l'on possédait contre cette maladie opiniâtre.

L'insuffisance de tous ces remèdes suggéra à M. Fager, célèbre oculiste de Vienne, il y a quatre ou cinq ans à peu près, d'enlever tout le bord libre de la paupière, sans intéresser le cartilage; cette heureuse idée fut mise en exécution chez une jeune fille, que l'on avait placée dans un hospice destiné à la réception des incurables, puisqu'elle avait perdu entièrement la vue. M. Fager ne désespérait pas de la guérir en éloignant la cause de la maladie qui était un trichiasis dépendant d'un entropium des quatre

Sur le trichiasis.

paupières. Il enleva les bords des paupières de la manière dont je donnerai les détails plus bas, et le succès couronna son opération. J'ai vu cette fille en 1817, exerçant les fonctions de fille de chambre dans la même maison où je demeurais à Vienne. Depuis ce temps-là, M. Fager a pratiqué plusieurs fois cette operation avec le même succès. M. Schreger, autre chirurgien allemand, a proposé la même opération dans un ouvrage qui parut en 1818. Comme il ne fait pas mention de M. Fager, il est a présumer qu'il n'avait aucune connaissance que celui-ci avait pratiqué la même opération depuis plusieurs années. Du moins est-il sûr que M. Fager en a conçu l'idée sans connaître l'ouvrage de M. Schreger qui parut trois ou quatre ans après. Mais qu'importe cela ? Deux chirurgiens de génie, se trouvant embarrassés par les mêmes difficultés, ne peuvent-ils imaginer les mêmes moyens pour les surmonter sans avoir connaissance l'un de l'autre ? Comme nous l'avons déjà dit, c'est ici le symptôme qui est plus grave que la maladie elle-même, le renversement de la paupière ne gêne l'œil, que parce que le bord de celle-ci est garni de cils. Une opération qui enlève ces cils sans défigurer la paupière, sans la rendre incapable d'exercer ses fonctions comme couvercle de l'œil, et qui prévient les récidives de la maladie, remplit toutes les indications qu'exige la guérison de cette maladie.

Comme on n'enlève que la peau dans laquelle naissent les cils, en la détachant du tarse, il n'en peut résulter aucune défiguration. La paupière n'ayant perdu qu'infiniment peu de son étendue peut parfaitement couvrir le globe de l'œil ; et comme on a détruit pour ainsi dire le sol où croissait la maladie, on n'a jamais à craindre qu'elle y reparaisse. Le seul inconvénient qui en résulte, c'est que l'œil devient plus sensible à la lumière, ayant perdu la protection des cils ; inconvénient faible, si on le compare aux maux dont le malade vient d'être délivré. Sur le trichiasis.

L'expérience a confirmé la bonne opinion que font concevoir ces prémices de cette opération. Outre M. Jieger, elle a été pratiquée par M. Schreger et moi-même, dans des cas où les autres remèdes nous avaient abandonnés.

Ce qui doit recommander cette opération encore davantage, c'est que l'expérience prouve aussi que l'aliénation de la conjonctive et de la cornée peut aller très-loin, sans que le succès de l'opération soit moins heureux. La malade sur laquelle M. Fager la pratiqua pour la première fois avait entièrement perdu la vue ; néanmoins on parvint à la rétablir par l'application de topiques convenables. Le malade que j'ai opéré moi-même, avait la cornée tellement obscurcie qu'il pouvait à peine distinguer le jour de la nuit; l'opération suffisait pour établir

Sur le trichiasis.

les conditions sous lesquelles la nature a pu rétablir les fonctions de cet organe sans le secours ultérieur de l'art.

On pratique l'opération de la manière suivante :

Le malade doit être assis sur une chaise basse, comme pour l'opération de la cataracte. Sa tête est appuyée sur la poitrine d'un aide qui la fixe avec une de ses mains qu'il a passée sous le menton du malade, en soulevant avec les doigts medius et index de l'autre main, qui repose sur la tête, la paupière à laquelle on veut pratiquer l'opération, afin, que son bord renversé se présente aux yeux du chirurgien, qui peut-être est assis, ou debout devant le malade. Ayant tendu avec la main gauche le bord de la paupière, l'opérateur incise la peau avec un scapel convexe, à une ligne de distance de l'insertion des cils. L'incision doit être faite parallèle au bord de la paupière, en la commençant à l'angle extérieur, et la dirigeant vers l'intérieur, si l'on veut opérer l'œil droit, et à l'inverse à l'œil gauche; (engager, comme on l'a conseillé, entre le globe de l'œil et la paupière, une plaque d'ivoire contourné selon la forme de l'œil, ainsi que le propose Saunders pour sa méthode d'opérer l'entropium, ne servirait à rien, qu'à rendre l'opération plus difficile pour le chirurgien et plus incommode pour le malade). Toutefois on doit se garder de ne pas intéresser le point lacrymal par l'incision qui, par conséquent doit se terminer à une petite distance de celui-ci. Au reste, c'est l'étendue de la métamorphose produite par la maladie de la paupière qui doit déterminer la grandeur de l'incision. Il vaudra donc mieux lui donner une extension un peu trop grande, que de se voir obligé de répéter l'opération, n'ayant pas enlevé toute la partie malade. L'incision faite, on saisit la peau comprise entre l'incision et le bord de la paupière, avec une petite pince à crochet, en la tirant légèrement vers soi, et en enlevant par des traits de scapel réitérés la partie antérieure du bord de la paupière qui renferme les bulbes des cils. On a deux choses à éviter, d'abord de blesser le tarse, et puis de laisser en arrière quelques bulbes de cils. Au premier cas, la plaie ne serait pas égale et nette, et si l'on coupait une grande partie du tarse, il en pourrait résulter une défiguration désagréable, et même une difficulté de fermer l'œil. Au second cas, le malade serait exposé à une récidive de la même maladie. Quand on a soin de faire continuellement essuyer le sang qui coule de la plaie par un aide, on pourra bien distinguer le tarse, d'un côté, par sa couleur blanche, et les bulbes des cils, de l'autre, qui se présentent comme des points noirs.

Sur le trichiasis.

L'hémorragie est très-peu considérable pen-

Sur le trichiasis. dant l'opération qui n'est pas trop douloureuse. Il arrive quelquefois que le malade ressent immédiatement après l'opération, des douleurs lancinantes qui s'étendent le long du nez, et ne cessent qu'une ou deux heures après l'opération. Schreger qui a observé ce phénomène, attribue la véhémence de ces douleurs à la lésion de ces filets de nerfs qui, venant du nerf infratrochléaris, communiquent avec le nerf nasociliaris. De là, il veut que l'on n'étende l'incision jusqu'à l'angle intérieur de l'œil, que dans les cas où l'état de la paupière malade l'exige absolument. Au reste, cet accident n'est pas grave, et n'a jamais de mauvaises suites.

Le pansement est très-simple; après avoir appliqué sur la plaie pendant quelques heures des compresses trempées dans de l'eau froide, on se contente de couvrir l'œil avec une compresse sèche attachée au front par quelques tours de bande. Il suinte de la plaie une petite quantité de pus, elle se guérit ordinairement au bout de huit à dix jours. Comme c'est justement le temps au bout duquel les cils dont on aurait ménagé les bulbes poussent de nouveau, cela sera le moment où l'on pourra juger si la guérison a été parfaite. Si, négligeant les précautions que j'ai indiquées, on n'avait pas enlevé tous les cils, on serait obligé de pratiquer l'opération une seconde fois, ce qui n'arrivera que rarement à un praticien habile. Souvent la maladie s'étend

Sur le trichiasis.

aussi sur la paupière inférieure : en ce cas, on peut pratiquer l'opération le même jour auquel on enlève le bord de la supérieure, ou bien on la fera quand la plaie de la première sera guérie. Les règles sont les mêmes pour l'opération de la paupière inférieure.

Je terminerai ce Mémoire par l'observation d'un cas où j'ai pratiqué cette opération avec succès.

C.-D. Friseur, de Louisbourg, dans le royaume de Wirtemberg, âgé de trente-cinq ans environ, avait toujours joui d'une bonne santé, à l'exception d'affections scrophuleuses dans sa jeunesse, telles que des ophthalmies fréquentes, d'engorgement de glandes, etc. Toutes ces affections n'avaient laissé d'autres traces qu'une sensibilité très-grande de l'œil gauche qui, principalement dans l'automne s'enflammait par le moindre coup d'air. Toutes ces ophthalmies étaient accompagnées d'une photophobie éminente. En 1817, après une telle inflammation qui avait été plus véhémente que les précédentes, le malade remarqua que plusieurs cils de l'angle extérieur s'étaient renversés en dedans, il les arracha ; mais cela ne les empêcha pas de repousser, et depuis ce temps-là, l'œil ne sortit pas de son état d'inflammation, et malgré tous les collyres, tous les onguents, l'arrachement réitéré des cils, la maladie allait croissant, et au bout de deux ans ce malheureux

Sur le trichiasis.

distinguait à peine le jour de la nuit, quand il me consulta au mois de juin 1819. Je vis, en examinant l'œil, un entropium des deux paupières qui dépendait évidemment d'une affection du tarse; car le renversement ne fut pas corrigé par un pli que l'on forma à la peau de la paupière, ce qui aurait dû nécessairement avoir lieu si le tarse eût été sain, l'entropium ne dépendait que d'un alongement de la peau. La conjonctive et la cornée étaient affectées d'un pannus assez considérable, et la vue était, comme j'ai déjà dit, bornée à une faible distinction entre jour et nuit. Ayant reconnu la nécessité de l'opération, je la proposai au malade qui y consentit de suite. Je la pratiquai, le 16 juin, à la paupière supérieure. Le malade ouvrit, après l'opération, l'œil qui avait été fermé pendant plus d'une année; la plaie fut guérie au bout de huit jours. Je fis l'opération de la paupière inférieure, le 28 juin, la plaie était guérie le 7 juillet. Alors je commençai à combattre le pannus qui s'était déjà beaucoup diminué par les topiques convenables. Je préférai l'onguent de Mercure précipité blanc, dans cette sorte de maladie de la conjonctive, et il ne trompa pas mes espérances dans ce cas. Au commencement du mois d'août, lorsque je quittai le malade pour me rendre à Paris, l'état de son œil s'était amélioré au point qu'il pouvait distinguer tous les objets et même lire; et depuis ce temps j'ai reçu de ses nouvelles : à un très-léger nuage qui existe encore, sa vue est parfaitement rétablie; il se livre comme auparavant à ses occupations, et probablement il ne faudra que du temps pour dissiper ce nuage. (1)

Sur le trichiasis.

(1) Je ne me suis permis de faire aucun changement à la rédaction de l'auteur qui paraît peu exercé à écrire en francais; j'ai préféré laisser subsister quelques incorrections dans le style que de m'exposer, en voulant les rectifier, à dénaturer ses pensées. J'agirai toujours ainsi pour les mémoires qui me seront transmis par les médecins étrangers. (*Note du Rédacteur.*)

Remarques sur la cataracte des enfants.

REMARQUES

Sur la cataracte des enfants, par M. Nauche, *médecin consultant de l'Institution royale des jeunes aveugles, etc.*

Quoique les maladies des enfants soient, pour la plupart, les mêmes que celles des autres âges, elles en diffèrent tellement dans leurs symptômes, leurs causes, leur issue et leur traitement, qu'il est nécessaire d'en faire une étude particulière, pour s'en former une juste idée.

La cataracte nous fournit une nouvelle preuve de ce que je viens d'avancer. Cette maladie se manifeste chez les enfants dès l'âge le plus tendre, et ils l'apportent même en naissant; elle est complète ou incomplète, et n'a lieu qu'à un seul œil, ou elle les affecte tous les deux en même temps.

Dans les premiers jours après la naissance, les enfants ne pouvant se plaindre, ni rendre compte de ce qu'ils éprouvent, la cornée transparente étant trouble, la pupille peu distincte, il arrive souvent qu'ils sont atteints de cette maladie sans qu'on s'en aperçoive. On la reconnaît à ce que l'enfant ne peut fixer les objets, qu'il ne les voit que par un coin de l'œil, ou même qu'il ne les aperçoit pas du-tout.

On remarque dans la pupille une tache d'un

blanc opaque et satiné, et l'iris conserve sa contractilité naturelle.

Remarques sur la cataracte des enfants.

Les causes de cette maladie sont aussi obscures que dans un âge plus avancé. L'habitation des pays chauds semble y disposer plus que celle des pays froids. On trouve parfois une coïncidence entre cette maladie et l'existence des vices scrophuleux, syphilitiques, dartreux, etc : souvent aussi on n'y en trouve aucune.

Le pronostic n'en est pas aussi fâcheux que dans les autres âges, et il est possible d'en obtenir la guérison.

Je fus consulté, en 1810, par une institutrice de demoiselles pour sa fille, âgée de huit mois, d'une très-faible complexion, chez laquelle il s'était formé une cataracte à l'œil droit; l'enfant ne voyait nullement de cet œil, la pupille était entièrement blanche et opaque. Je prescrivis les amers et l'application d'un vésicatoire au bras. La mère contrariée de cette application, prit l'avis de M. Pelletan qui ne crut pas le vésicatoire nécessaire, et qui jugea tout traitement inutile.

Cependant, au bout de quelques mois, il se manifesta une cataracte à l'œil gauche, et l'enfant fut menacée de perdre entièrement la vue. La mère eut de nouveau recours à mes soins; les mêmes moyens me parurent indiqués. Je les fis précéder, à raison d'un peu de rougeur et de sensibilité dans les conjonctives, de l'applica-

Remarques sur la cataracte des enfants.

tion de quatre sangsues derrière les oreilles. Je prescrivis un vésicatoire au bras et quelques légers laxatifs. La cataracte de l'œil gauche diminua insensiblement; et elle finit par disparaître au bout de huit à neuf mois. Contre toute attente, celle de l'œil droit, commença aussi à diminuer, et la vision ne tarda pas à se faire par cet œil. L'amélioration en devenait chaque jour plus sensible, lorsque la malade fut atteinte vers l'âge de trois ans et demi d'une maladie cérébrale, à laquelle elle succomba en peu de jours.

Il ne faudrait pas attacher trop d'importance à ce fait, ni même à quelques observations analogues, rapportées par les auteurs. Des essais nombreux ont été faits aux Quinze-Vingts et aux Jeunes-Aveugles, pour guérir la cataracte chez les jeunes gens qui en sont atteints, et l'on n'a jamais obtenu de succès. Peut-être cela provenait-il de ce que les malades n'étaient pas dans un âge assez tendre.

Quoiqu'il y ait peu d'espérance d'obtenir cette guérison, il est toujours utile de la tenter. Les vésicatoires au bras ou à la nuque, et les laxatifs, sont très-convenables pour cet objet. Leur importance, et les bons effets qu'on en retire dans les cas d'ophtalmie chronique, établissent combien ils sont propres à opérer une utile dérivation. Il faut employer en même temps les moyens qu'indiquent l'état des forces et l'état particulier des malades.

Ainsi, lorsque l'enfant est faible, atteint d'un vice particulier, tel que le scrophuleux, le syphilitique, etc; et lorsqu'il y a des vers dans les intestins, on combinera le traitement de manière à combattre les diverses maladies. Remarques sur la cataracte des enfants.

Dès que la cataracte résiste, et qu'à raison de son ancienneté, on juge tout traitement inutile, doit-on opérer les enfants dans un âge tendre, et quel est le procédé que l'on doit employer? Voilà des questions sur lesquelles les hommes de l'art ne sont pas d'accord, et qui donnèrent lieu, il y a quelques années, à des discussions assez vives parmi les praticiens.

Au mois de juin 1803, on s'aperçut à Cadix, que l'enfant du consul de Hollande en cette ville, âgé de huit mois, était atteint de deux cataractes, l'une entièrement formée, et l'autre incomplète. L'enfant voyait un peu par la partie inférieure de la pupille. On n'avait pas la certitude si ces cataractes étaient de naissance, ou si elles n'étaient survenues qu'après : on pensait cependant qu'elles n'étaient pas de naissance. Leur cause était entièrement inconnue; le père et la mère de l'enfant jouissaient de la meilleure santé; ses frères, au nombre de huit, étaient également bien portants et avaient une bonne vue. Cet enfant avait été vacciné à l'âge de trois mois, dans un temps où cette opération salutaire était encore récente; et la plupart des hommes

Remarques sur la cataracte des enfants.

de l'art de Cadix, attribuaient ces maladies, au transport du principe de la vaccine sur les yeux.

C'est dans cette circonstance que je fus consulté : on me demanda, en même temps, les avis de MM. Pelletan, Giraud et Boyer, en me priant de les prendre séparément. On désirait aussi que nous répondissions aux questions suivantes.

L'enfant est-il dans le cas d'être opéré ?

Est-il dans l'âge le plus convenable à l'opération ?

Quel est le mode d'opération qui doit être employé ?

M. Pelletan répondit que les cataractes avaient été produites par la vaccine, que l'enfant était trop jeune pour être opéré, qu'il convenait d'attendre pour cette opération, qu'il eût atteint l'âge de quatre ou cinq ans, et qu'il fallait la pratiquer par abaissement.

M. Giraud ne voulut pas répondre à la première question ; il me dit verbalement, qu'il ignorait si la vaccine avait influé sur la production des cataractes : il fut d'avis de retarder l'opération jusqu'à un âge plus avancé, et de la pratiquer par le procédé de l'extraction.

M. Boyer fut d'avis que les cataractes n'avaient pas été produites par la vaccine ; qu'il convenait que l'enfant eût atteint l'âge de raison pour les opérer, et que le procédé par extraction devait être préféré.

Mon opinion fut conforme à celle de M. Boyer, et voici les motifs sur lesquels je me fondai.

Remarques sur la cataracte des enfants.

C'est à tort, répondis-je, qu'on a attribué les deux cataractes à la vaccine; on n'est pas sûr qu'elles n'existaient pas, lorsqu'elle a été pratiquée. Chacun sait qu'il faut être très-exercé pour les reconnaître chez les nouveaux nés. Souvent même chez ceux qui en ont le principe, la maladie ne se développe que quelques mois après la naissance. Parmi les personnes réunies dans les établissements des aveugles, à peine en trouve-t-on une sur cent qui ait eu cette maladie en naissant, tandis qu'on en rencontre fréquemment chez lesquelles elle s'est manifestée du quatrième au cinquième mois après la naissance.

Dans les nombreuses vaccinations qui ont été pratiquées, on n'a pas observé d'accidents analogues; enfin la petite vérole elle-même, qui est la cause d'une si grande quantité de maladies des yeux, ne paraît pas avoir d'influence directe sur la production de la cataracte.

Je partageai l'avis des consultants sur le retard de cette opération, jusqu'à ce que l'enfant fût parvenu à un âge de raison.

Si l'on fait attention, ajoutai-je, à la conformation de l'œil chez les enfants, à la petite quantité d'humeur aqueuse contenue dans les chambres antérieure et postérieure de cet organe, à l'étroitesse de l'iris, à son rapprochement de la cornée transparente, à l'état de mollesse des humeurs

Remarques sur la cataracte des enfants.

de l'œil, l'humeur vitrée étant encore limpide, et le cristallin sans consistance, on se convaincra du danger et de l'inutilité de l'opération, lorsque les enfants sont encore à la mamelle.

En effet, on ne pourrait opérer l'extraction du cristallin sans intéresser l'iris, sans produire l'écoulement d'une grande quantité d'humeur vitrée et la désorganisation des cellules qui la contiennent; d'où il pourrait résulter une déformation de l'œil, et peu ou point de succès pour le rétablissement de la vision.

Le procédé de l'abaissement ne serait guère plus certain; la mollesse du cristallin rendrait son déplacement difficile, et ce déplacement ne pourrait avoir lieu sans altérer les cellules extrêmement ténues qui contiennent l'humeur vitrée, et sans produire un grand bouleversement dans les humeurs de l'œil; et lors même que l'opération réussirait, le cristallin serait sujet à reprendre sa place, et à produire de nouveau la maladie.

Ajoutons la difficulté de fixer le globe de l'œil chez les enfants aveugles-nés, lequel est toujours en mouvement et n'obéit pas à leur volonté. Cette fixation est même impossible, lorsque l'indocilité de l'enfant vient encore en augmenter les difficultés; en sorte qu'il convient de retarder cette opération, jusqu'à l'âge de trois ou quatre ans, et même jusqu'à une époque où il n'y ait aucun travail pour la dentition.

Quoique je ne fusse pas autorité compétente pour la détermination du mode d'opération, je crus devoir présenter quelques observations à ce sujet.

Remarques sur la cataracte des enfants.

Si, répondis-je, malgré les raisons que j'ai données, on se décidait à pratiquer, en ce moment, l'opération de la cataracte, la méthode par abaissement est encore celle qui présenterait le moins de dangers. En effet, si on parvient à opérer sans accidents le déplacement du cristallin, celui-ci se trouvant privé de ses connexions primitives, s'amincira peu à peu, et pourra être presqu'entièrement absorbé; et dans le cas où il reprendrait sa place naturelle, comme on l'a observé fréquemment, et où il formerait une nouvelle cataracte, on serait toujours à même de tenter une nouvelle opération pour en obtenir la cure; avantage qui ne se trouve point dans l'opération par extraction.

Si l'on renvoie l'opération à un temps plus reculé, la méthode par l'extraction sera préférable. Elle sera pratiquée alors dans un âge où toutes les circonstances lui seront favorables, et elle réunira sur la méthode par abaissement les avantages qui lui ont été reconnus par les praticiens.

Les opinions que j'ai émises à cette époque, sont encore celles qui me paraissent les mieux fondées.

L'opération de la cataracte chez les enfants,

Remarques sur la cataracte des enfants.

exige plus de ménagements que dans les autres âges, mais aussi ses suites ont moins de durée. Lorsqu'elle a été pratiquée avec succès, il est prudent de placer un exutoire au bras et de l'entretenir pendant l'espace d'une ou de plusieurs années.

Sur l'emploi du cadmium sulfuricum.

SUR L'EMPLOI

Du cadmium sulfuricum (1), *contre les taches de la cornée*, *par M.* ROSENBAUM.

(Extrait de la Bibliothèque ophtalmologique de D. K. Himly, tom. 1er, 2me partie, pag. 408.)

Dès les premières expériences que je fis sur mes yeux et sur des yeux d'animaux pour m'assurer à quel degré de concentration le sulfate de cadmium pouvait être administré, je reconnus qu'il était possible de l'employer dans les mêmes proportions que le sulfate de zinc quoique son action sur la cornée soit beaucoup plus énergique.

J'en fis, pour la première fois, l'essai sur un chien dont la cornée de l'œil droit avait perdu, en grande partie, sa transparence, et ne laissait apercevoir que très-difficilement l'iris et la pupille. J'appliquai, trois fois par jour, sur cet œil, une goutte d'une solution d'un grain de cadmium dans deux gros d'eau distillée. La conjonctive devenait rouge à chaque application, et le larmoiement augmentait; l'animal serrait les paupières après l'instillation et manifestait de la douleur; mais ces phénomènes disparaissaient après vingt minutes.

(1) Sulfate de cadmium.

Sur l'emploi du cadmium sulfuricum.

J'observai dès le troisième jour, à mon grand étonnement, une diminution sensible de l'obscurcissement, et quatre jours après (le septième), il était si parfaitement détruit qu'on ne pouvait plus distinguer le point qui avait été opaque. Je ne connaissais ni la cause ni la durée de cette tache.

Himly profita de cette expérience, la répéta et fit heureusement plusieurs applications de ce remède, dans des cas d'obscurcissement de la cornée.

Le chirurgien en chef, docteur Wedemeyer à Hanovre, traita un invalide anglais qui avait eu, deux ans auparavant, une ophtalmie intense, de la nature de l'ophtalmie égyptienne. Après s'être rendu maître des premiers accidents, les yeux demeurèrent dans un état d'inflammation chronique avec opacité de la cornée. Vainement on avait opposé à cette maladie les remèdes les plus accrédités. Ce praticien ayant reconnu par l'opiniâtreté du mal, l'insuffisance de tous les moyens employés jusqu'alors, recommanda le malade aux soins du docteur Himly, qui appliqua de suite le cadmium dont il avait déjà eu occasion de vérifier l'efficacité à sa clinique. Il crut cependant nécessaire, à cause de l'irritation de l'œil, d'affaiblir l'effet du médicament par une plus grande quantité de liquide, (1 grain sur demi-once d'eau), et graduellement il parvint à la proportion d'un grain sur trois gros, et enfin à celle d'un grain sur deux gros d'eau, comme on l'avait employé sur le chien. En peu de jours, la cornée redevint lucide, et la varicorité de la conjonctive disparut presqu'entièrement, sans qu'il fût nécessaire de faire la rescision des vaisseaux variqueux, ce qui est quelquefois indispensable. Néanmoins ce n'est pas toujours cette varicorité qui s'oppose à sa guérison ou la prolonge, mais plutôt un état particulier qui complique toujours cette inflammation; état qu'on attribue, je crois, avec raison, dans l'ophtalmie égyptienne, au boursoufflement spongieux de la conjonctive palpébrale. Un pareil boursoufflement a eu lieu chez cet invalide, et deux fois une légère phlogose produite par le froid a forcé de suspendre l'application du remède, mais la cure pour en avoir été plus longue n'en apas été moins sûre.

Sur l'emploi du cadmium sulfurique.

Toutefois, nous n'avons pas fait encore assez d'expériences pour déterminer d'une manière précise l'indication exacte du remède; mais les recherches que nous avons faites jusqu'ici, nous autorisent à dire qu'on l'emploie utilement dans tous les cas, même invétérés, d'obscurcissement de la cornée avec inflammation chronique, dans lesquels en général les astringents sont indiqués, et de plus, dans ces cas où des nuages et des taies qui ne sont pas accompagnés d'inflammations chroniques, mais d'un espèce de boursoufflement spongieux de la cornée.

Le cadmium eut un plein succès chez un in-

Sur l'emploi du cadmium sulfuricum.

dividu qui fut traité dans l'hopital académique de Gottingue : un leucoma couvrait une grande partie de la cornée et ne laissait lucide qu'un petit espace dans le segment supérieur, ou le docteur Himly avait pratiqué une pupille artificielle. L'albugo ne fut pas entièrement détruit, mais le champ de la vision fut considérablement augmenté.

Il n'est pas nécessaire, je pense, de faire observer que tout avantageux qu'il est, le cadmium appliqué localement ne détruirait point une lésion organique ni une maladie qui reconnaîtrait pour cause un vice qu'il faudrait combattre par des remèdes intérieurs.

ROSENBAUM.

Le cadmium fut découvert dans de l'oxide de zinc par Stromeyer qui faisait l'examen des pharmacies de Hanovre dont il est chargé.

MM. Biot et Gay-Lussac sont les premiers chimistes français qui ont parlé de ce métal (1). Il ressemble à l'étain pour sa couleur, son éclat, sa mollesse, sa ductilité et le cri qu'il fait entendre quand on le ploie. Il se fond et se volatilise un peu avant le zinc, il conserve son brillant à l'air; mais au moyen de la chaleur, il se change en un oxide jaune orangé qui n'est point volatil et qui se réduit très-aisément. Cet oxide ne colore point le borax, il se dissout très-bien dans

(1) Annales de chimie, tom. 8 pag. 100.

les acides et forme des sels incolores, d'où il est précipité en blanc par les alkalis. L'acide hydrosulfurique le précipite en jaune comme l'arsenic; le zinc le précipite à l'état métallique. Sur l'emploi du cadmium sulfuricum.

L'échantillon qui m'a servi pour faire, à la clinique, les expériences dont je vais rendre compte, me fut donné à la recommandation de M. Vauquelin par M. Guilbert, pharmacien-chimiste qui, pour le réduire à l'état salin, l'a traité ainsi qu'il suit.

Il a mis dans une capsule de porcelaine et au bain de sable une certaine quantité d'acide sulfurique étendu d'eau; puis il a projeté dans ce liquide, en l'agitant chaque fois avec une baguette de verre, une petite quantité de carbonate de cadmium qui est sous la forme d'une poudre très-blanche. Une effervescence due au dégagement de l'acide carbonique s'est manifestée. Il a continué d'ajouter du carbonate de cadmium jusqu'à ce que l'effervescence ait été entièrement acheyée; et, pour favoriser l'action de l'acide sulfurique et le dégagement de l'acide carbonique, il avait soin de chauffer graduellement. Enfin, après s'être assuré que la liqueur était neutre, il l'a filtrée et fait évaporer jusqu'à siccité.

Première observation (1).

Une jeune fille, âgée de 12 ans, avait depuis vingt mois sur l'œil gauche une taie qui

(1) Ces observations ont été prises sur 47.

Sur l'emploi du cadmium sulfuricum.

occupait le centre de la pupille et déterminait une dilatation continuelle de l'iris pour favoriser le passage des rayons lumineux. Le sulfate de cadmium lui a été appliqué pendant vingt-trois jours, à la dose d'un grain sur demi-once d'eau distillée, et ensuite dans une proportion d'un grain sur deux gros. La taie a presqu'entièrement disparu et l'ouverture pupillaire a repris sa dimension habituelle.

Les facultés absorbantes étant très-actives chez les enfants, cette cure paraîtrait moins extraordinaire si nous omettions de noter que cette jeune fille est scrophuleuse, très-faible et sujette à de fréquentes inflammations de la conjonctive.

Deuxième observation.

Une femme, âgée de 51 ans, avait depuis l'âge de 5 ans une taie oblongue épaisse sur l'œil gauche, qui avait résisté à tous les moyens employés pour la détruire; aussi ce n'est qu'avec une grande méfiance que je me suis déterminé à lui appliquer une solution de sulfate de cadmium que je croyais devoir être sans effet à cause de l'âge de cette femme et de la durée de la maladie. Il lui a été fait pendant deux mois, d'abord deux fois par jour, et ensuite trois fois, des instillations de sulfate de cadmium qui ont eu le plus heureux résultat. Cette femme qui ne voyait point de cet œil, se conduit parfaitement aujourd'hui et peut même se livrer à quelques travaux.

Sur l'emploi du cadmium sulfuricum.

Troisième observation.

Une femme, âgée de 49 ans, a eu il y a cinq mois une violente inflammation de l'œil avec désorganisation des membranes, synezis, hypopion. Elle percevait difficilement quelques rayons lumineux par une portion de la cornée demeurée transparente entre un épais albugo situé à la partie interne de l'œil et le bord pupillaire de l'iris, mais cette ouverture était extrêmement réduite par sa forme demi-circulaire de l'iris et une disposition semblable de l'albugo, ce qui donnait à cette portion lucide une forme presqu'arrondie résultante de l'entrecroisement des deux croissants.

L'usage du cadmium, continué pendant vingt jours, a fait disparaître la totalité de la marge bleuâtre de l'albugo, les deux croissants ont été effacés et cet femme voit très-bien de cet œil

Le cadmium pourra devenir une fort bonne acquisition pour la thérapeutique oculaire. Néanmoins on ne doit pas se dissimuler qu'il existe déjà une foule de moyens stimulants propres à exciter l'action des vaisseaux absorbants de la cornée, et que ce serait mal à propos qu'on considérerait le cadmium comme un spécifique, de quelque succès que soit suivi son application.

Sur l'emploi du cadmium sulfuricum.

Il n'est personne qui n'ait remarqué que lorsqu'on est forcé d'employer long-temps des moyens de cette espèce, il ne s'usent et ne perdent, par l'habitude, leur action première; c'est sous ce rapport, peut-être, qu'il est utile que le praticien en ait un plus grand nombre à sa disposition.

Le professeur Rust de Berlin, s'est servi avec avantage, de muriate de soude en solution aqueuse, ou combiné avec l'opium. Sous cette dernière forme, qui est la plus usuelle, il le prépare ainsi qu'il suit : il réduit en poudre impalpable le muriate de soude. Il trempe ensuite dans du laudanum de sydenham un pinceau de bléreau, semblable à ceux dont on se sert pour laver à l'encre de la Chine; il prend avec ce pinceau une petite quantité de poudre. Il écarte les paupières et applique le pinceau sur le globe de l'œil; les paupières se rapprochent d'elles-mêmes et compriment le pinceau, on le retire horizontalement et le médicament demeure appliqué sur l'œil.

J'ai observé que cette solution opiacée de muriate de soude excitait une inflammation beaucoup plus vive et plus longue que le sulfate de cadmium; qu'elle ne pouvait être appliquée qu'à de longs intervalles, et qu'il fallait s'en abstenir chez les scrophuleux et les jeunes gens beaucoup plus disposés que les vieillards à la cornéïtis. GUILLIÉ.

Sur les concrétions pierreuses de l'humeur lacrymale.

SUR LES

CONCRÉTIONS PIERREUSES

de l'humeur lacrymale.

S'il n'est pas rare de rencontrer sur le bord des paupières, surtout à la suite des ophtalmies scrophuleuses, des tumeurs arrondies, mobiles, dures, de nature calcaire, formées par l'épanchement de la lymphe, auxquelles les anciens ont donné divers noms (1), il l'est extrêmement, de trouver ces concrétions pierreuses produites par l'humeur lacrymale, comme je viens de l'observer sur un jeune aveugle, âgé de 15 ans.

Une ophtalmie violente s'est manifestée à l'œil droit; les bords des paupières étaient rouges et tuméfiées, toute la face était fluxionnée dans un état de fluxion.

Le 3e. jour, la fièvre survint avec des douleurs de tête continues et un sentiment de pression du globe de l'œil contre les parois de l'orbite. Le 6e. jour le repli intérieur de la conjonctive était rempli d'un dépôt sédimenteux, crayeux, mais résistant cependant au toucher, comme du sable très-fin.

Le 9e. jour j'aperçus dans l'angle externe un petit corps alongé, conique, de la grosseur d'une

(1) Cruveilhier, Essai sur l'anat. pathol. tom. 2.

Sur les concrétions pierreuses de l'humeur lacrymale.

lentille ordinaire, roussâtre et inégal à la surface qui adhérait légèrement à la conjonctive; je l'en détachai facilement avec une curette.

Le malade fut soulagé. Je le fis baigner avec une décoction astringente et détersive. Les symptômes inflammatoires ont disparu peu-à-peu. Le malade a été purgé le 15e. jour, et est actuellement parfaitement remis de cette ophtalmie qui n'a laissé aucune trace. Comme c'est le seul fait de ce genre que j'aie eu occasion de remarquer, et que les auteurs qui ont dit avoir trouvé des lames osseuses entre la choroïde et la rétine telles que Haller, Morgagny, Mauchard, etc., n'ont jamais parlé de concrétions pierreuses dans l'œil, j'ai cru ajouter de l'intérêt et du poids à mon observation, en donnant un court extrait d'un mémoire sur cette matière, que le savant Walther, vient d'insérer dans le journal de chirurgie de Grœfe (Janvier 1820).

Les ossification et les concrétions pierreuses qu'on trouve si souvent dans les différentes parties du corps de l'homme et des animaux, ne diffèrent pas essentiellement de nature entre elles, puisque ces concrétions, soi-disant pierreuses, consistent presque toujours en phosphate de chaux et autres sels qui ne sont pas étrangers à la base fondamentale de la subtance osseuse.

Dans l'ossification des membranes des artères, par exemple, ce ne sont pas ces mem-

Sur les concrétions pierreuses de l'humeur lacrymale.

branes mêmes qui se transforment en une masse osseuse, mais bien la terre calcaire qui est déposée dans le sens de la direction des fibres de la membrane propre, véritables incrustations phosphatiques, rugueuses, inégales, placées entre les lamelles du tissu élémentaire des artères, où viennent s'ouvrir d'autres plus petites artères (1); l'origine des concrétions solides dans l'urine où la bile ne peut pas être attribuée à l'affinité chimique, mais à l'activité morbifique des membranes de la vessie urinaire ou de la vésicule du fiel; il suit évidemment de cela que les dégénérations ossiformes, sont dues aux humeurs qui circulent dans les vaisseaux, ou, pour mieux dire, à cette matière calcaire qui est confondue avec elles; les concrétions, au contraire, sont le résultat de l'altération organique des parties molles.

On a trouvé des concrétions pierreuses ou plutôt plâtreuses dans toutes les parties du cerveau, dans le méat auditif externe, dans les organes salivaires, dans les yeux, dans le cœur, dans l'estomac et le canal intestinal, dans le foie, dans la vésicule et le pancréas, dans les voies urinaires, dans l'utérus et les articulations.

(1) M. le professeur Dupuytren a vu des incrustations de ce genre dans les veines vaginales et spermatiques, qui avaient la forme de globules sphériques fixées aux parois des vaisseaux par un pédicule très-délié. La même observation a été faite à Strasbourg, par le professeur Lobstein.

Sur les concrétions pierreuses de l'humeur lacrymale.

Elles sont très - rares dans l'œil. Morgagny, Haller, ont rencontré des lames osseuses entre la choroïde et la rétine. Ils ont vu, dans des cataractes osseuses, le cristalin devenir dur comme une pierre. Un semblable cristalin soumis à l'analyse chimique, produisit une petite quantité d'albumine combinée avec du phosphate et du carbonate de chaux.

Le corps vitré a été trouvé plusieurs fois transformé en une masse pierreuse. Radolphy, cependant, se refuse à croire à la possibilité de cette transformation; il croit que les concrétions osseuses que l'on trouve dans les bulbes flacidifiés et applatis de l'œil ne se forment pas par l'ossification d'un point particulier de l'œil, mais par une sécrétion morbifique des vaisseaux de la choroïde. Je possède, dit Walther, un corps vitré ossifié qui, au moment où je l'ôtai du bulbe, était encore enveloppé de la rétine. Cette concrétion a exactement la grandeur et la forme du corps vitré dont elle occupait la place. Elle sonnait lorsqu'on la frappait avec un stylet de métal, et actuellement après un séjour de plusieurs années dans l'alkool, elle conserve très-bien sa forme originale.

Schmuker et Sandifort assurent avoir trouvé dans la substance de la caroncule des pierres lacrymales, comme celles que Blegny avait précédemment découvertes dans les canaux lacrymaux. Il est remarquable qu'on ne voit jamais ces sortes de pierres dans le sac lacrymal, pendant la durée de la tumeur qui précède la fistule, ni même lorsqu'il y a oblitération parfaite du canal nasal membraneux; mais que des concrétions pierreuses puissent se former en grande quantité dans l'humeur lacrymale, rien n'est plus constant, comme vont le prouver les observations suivantes, que j'emprunte de Walther, et et dont on ne trouve aucune trace dans les écrits des observateurs anciens. Sur les concrétions pierreuses de l'humeur lacrymale.

J'avais ôté, dit-il, au mois de janvier 1811, de l'œil gauche d'une demoiselle, nommée *Anna Lichtenwaller*, fille d'un marchand de poissons à Lanshut, jeune, florissante de santé, très-saine, et bien réglée, un morceau de carbonate de chaux qui semblait être descendu du plancher supérieur de l'orbite, sans avoir occasionné aucune souffrance.

En février 1813, elle éprouva une otalgie violente, avec fluxion de toute la face. On crut parvenir à calmer la douleur par l'extraction de plusieurs dents molaires cariées, mais elle éprouva très-peu de soulagement.

Quelques mois après, elle ressentit de violentes coliques accompagnées d'une constipation opiniâtre, qui ne céda qu'à l'emploi long-temps continué de fomentations et lavements emolients, et d'embrocations onctueuses sur l'abdomen.

Vers la fin de juillet de la même année, elle

Sur les concrétions pierreuses de l'humeur lacrymale.

se plaignit de douleurs dans le globe, qui étaient exaspérées par le moindre mouvement des paupières et par l'excitation de la lumière. En examinant cet œil attentivement, on voyait dans le repli de la conjonctive entre le globe et la paupière inférieure, vers l'angle externe, une petite pierre, blanche, anguleuse, de la grandeur d'un pois et qui, après son extraction, parut friable et sablonneuse.

Quoique la malade assurât qu'aucun corps étranger n'était entré dans son œil, je crus que cette pierre n'était autre chose qu'un morceau de chaux qui y avait été introduit accidentellement; mais quel fut mon étonnement, lorsque trois jours après, la malade ressentit de nouveau une douleur interne dans le globe de l'œil avec violente inflammation des paupières qui ne se bornait pas à l'œil seulement mais s'étendait à la région frontale, dans la direction du nerf sus-orbitaire? La photophobie et le larmoiement étaient proportionnés aux autres symptômes de cette ophtalmie qui durait depuis trente-six heures et s'était annoncée par un accès de fièvre avec frisson, chaleur, etc. Enfin, une petite pierre, semblable à la première, se montra, fut extraite avec facilité, et son extraction suivie d'un peu de calme.

Le jour suivant, après une nuit douloureuse et très-agitée et la réaparition de tous les symptômes inflammatoires, une troisième concrétion apparut qui, dans l'espace de vingt-quatre heures, avait acquis la grosseur de la précédente. Les paupières étaient rouges, chaudes et leurs bords tuméfiés. Tous ces accidents qui allaient croissant indiquèrent la nécessité d'une saignée abondante et l'usage du régime antiphlogistique dans toute son étendue. La malade éprouva un soulagement passager, mais quatre jours après, l'intensité de l'ophtalmie obligea de recourir une seconde fois à la saignée.

Sur les concrétions pierreuses de l'humeur lacrymale.

Cependant le développement des pierres dans l'œil malade continuait avec une rapidité extraordinaire, et des concrétions nouvelles, d'un volume beaucoup plus fort, se montraient dans des périodes très-rapprochées; on ôtait d'abord tous les jours, et ensuite deux et trois fois par jour, de l'intérieur de l'œil, de petites pierres.

Comme je ne connais aucun remède plus efficace pour s'opposer à la formation des noyaux calculeux, et de l'acide urique dans les reins des sujets qui sont disposés à la gravelle, que la solution de tartrite acidule de potasse, dissous dans l'eau de cannelle, j'essayai sur ce malade, continue Walther, ce remède qui est analogue à celui conseillé par Steefen (1), dans les mêmes cas, et que l'on administre à la dose de quatre

(1) ℞ Kali. carbonic. ʒ j ß.
Solve in aquæ cinnamomi simpl. . . . . . . ℥ iv.
Add. Syrup. Diacod. . . . . ʒ ß.
M. D. S.

Sur les concrétions pierreuses de l'humeur lacrymale.

cuillerées à café chaque jour. En faisant boire simultanément une grande quantité d'infusion de fleurs de pensée sauvage.

Après six jours de l'usage de ce remède, pendant lesquels l'urine était trouble, chargée d'un sédiment abondant et fétide, la génération des pierres de l'œil gauche a singulièrement diminué, et, pendant vingt-quatre heures, il ne s'est formé seulement qu'une très-petite pierre et une poudre blanchâtre qui ne s'agglomerait plus en une masse solide, et qu'il suffisait d'enlever une fois en quarante-huit heures. Mais pendant que la maladie décroissait ainsi à l'œil gauche, elle se montra sur l'œil droit, dans le même lieu, au repli des conjonctives palpébrale et oculaire, en suivant la même marche, les petites pierres étaient rares au début, ensuite elles devinrent plus fréquentes. Cet état, acompagné d'une ophtalmie légère dans le principe, plus intense ensuite, obligea de pratiquér deux saignées.

La maladie ne fut pas aussi violente sur l'œil droit qu'elle l'avait été sur le gauche. Sa durée fut de moitié; elle décrut comme elle avait augmenté et finit par disparaître entièrement.

Le cours de cette maladie fut, pour l'un et l'autre œil, de onze semaines. Comme pendant ce traitement la poitrine de la jeune malade s'était affectée par la répétition des saignées, par le régime affaiblisssant et l'usage des remèdes alkalins, il survint une toux doulou-

Sur les concrétions pierreuses de l'humeur lacrymale.

reuse avec expectoration, le matin, de crachats de mauvaise nature; il lui fut conseillé d'user d'une nouriture plus substantielle, de prendre une infusion de lichen d'Islande. Trois semaines suffirent pour lui rendre son embonpoint et sa santé.

Elle semblait guérie définitivement, lorsque, quelques années après, elle fut reprise par cette singulière maladie; des concrétions pierreuses, semblables aux précédentes pour l'aspect, la grosseur et la nature, parurent de nouveau dans l'œil gauche.

Dans le principe, elles se montrèrent entre la paupière inférieure et le bulbe; dans la suite, il y en avait aussi entre la paupière supérieure et le globe. Neuf jours après, des concrétions semblables se formaient dans l'œil droit; mais, cette fois, les yeux étaient beaucoup moins enflammés, et la maladie fut plus courte; car on lui opposa, dès le principe, la solution de kali à laquelle on crut devoir attribuer la diminution dans la quantité et la grosseur des pierres.

Ces concrétions pierreuses, formées peu-à-peu dans les yeux de cette fille, furent soigneusement analysées par Fuchs, à Landshut. Elles contenaient :

1°.	Carbonate de chaux.	60/100[tie]
2°.	Phosphate de chaux.	13/100
3°.	Albumine concrétée.	26/100
	Perte.	1/100

Sur les concrétions pierreuses de l'humeur lacrymale.

Walther possède, outre les concrétions qui ont servi à faire l'analyse ci-dessus, un grand nombre de ces sortes de pierres auxquelles il croit qu'on devrait donner le nom de *Dacryolithes*.

Quelqu'extraordinaire que paraisse ce phénomène de la génération d'une si grande quantité de concrétions calcaires dans les yeux humains, la juste célébrité dont jouit le praticien qui a observé et décrit ce cas singulier, ne permet pas de douter de son exactitude, surtout si l'on se rappelle avec quelle promptitude on voit quelquefois des concrétions de ce genre se développer dans d'autres parties du corps.

GUILLIÉ.

Lettre du chevalier W. Adams, sur l'ophtalmie asiatique.

LETTRE

Du chevalier W. Adams, *médecin en chef de l'hôpital des aveugles de Londres, au docteur Græfe, sur l'ophtalmie asiatique.*

Londres, 7 août 1818.

La maladie puriforme de l'œil, qu'on nomme ordinairement ophtalmie égyptienne, sur laquelle vous me demandez mon opinion, mériterait plutôt le nom d'ophtalmie asiatique, puisque, d'après les découvertes les plus récentes et le rapport des voyageurs, elle régne dans toute l'Asie. On la trouve d'ailleurs décrite fort au long dans Avicenne. Elle se répandit en Angleterre à l'époque où l'armée revint d'Egypte.

On a méconnu la nature et les caractères de cette maladie pendant les quatre ou cinq premières années qui suivirent son apparition, et cela devait être ainsi, puisqu'on ne trouvait pas, à cette époque, deux praticiens qui fussent du même avis sur sa propagation et sur le traitement à lui opposer.

Pendant cette période, l'ophtalmie fit de grands ravages dans plusieurs de nos régiments : un bataillon du 52e régiment, qui était fort de 691 hommes, eut (y compris les rechutes) 773 ophtalmies, depuis le mois de juillet 1805, jus-

Lettre du chevalier W. Adams, sur l'ophtalmie asiatique.

qu'au même mois de l'année suivante. Sur ces 691 hommes, 50 demeurèrent aveugles, et 40 borgnes.

Dans ce même régiment, auquel on envoya des recrues, on observa, depuis juillet 1805, jusqu'en mai 1807, 1341 ophtalmies, et ce fleau alla croissant jusques au mois de décembre 1807. Ce régiment n'était pas même délivré de cette maladie en 1810.

L'ophtalmie asiatique se manifesta en grand dans l'hôpital dit l'Asylum, fondé par le duc d'Yorck, pour les orphelins des soldats, et où il ne se trouve jamais moins de 1400 enfants. Le médecin de cet établissement y observa, de l'an 1804 à 1811, environ 1500 ophtalmies, en y comprenant les récidives.

Les enfants ne furent pas seuls attaqués dans cet hôpital; mais encore les personnes qui communiquaient avec eux, les médecins, les infirmiers, les aumôniers, et enfin ceux qui venaient les visiter, et qui, ensuite, transportaient au dehors le principe de la maladie. Le second chirurgien seul échappa à la contagion.

Cette terrible ophtalmie a fait, jusqu'à présent, de grands progrès dans plusieurs écoles publiques, dans des manufactures, des institutions et des familles particulières. On l'a vue même régner dans des rues étroites.

En 1815, elle se montra de nouveau dans l'hôpital du Christ, où 800 jeunes garçons furent attaqués à la fois. Cette ophtalmie a régné cinq ans sans interruption dans une maison de travail où il y avait encore dernièrement 150 sujets qui en étaient affectés.

Lettre du chevalier W. Adams, sur l'ophtalmie asiatique.

Dans l'armée, l'ophtalmie se manifesta principalement sur les troupes qui étaient en France. 400 hommes du régiment de la garde (Coldstream), en furent frappés peu de jours après la bataille de Waterloo, et plusieurs individus, dans d'autres régiments, l'avaient aussi isolément.

On pourrait ajouter à toutes ces observations pratiques, une longue énumération de cas bien connus qui mettraient hors de doute l'évidence *de la contagion* de l'ophtalmie asiatique.

Je me suis parfaitement convaincu, il y a quatre ans, que les chirurgiens français ne connaissent pas la nature de l'ophtalmie égyptienne; car, lorsque je me trouvai à Paris, en 1814, un grand nombre des plus distingués d'entre eux niaient, non-seulement la contagion de cette ophtalmie, mais même son existence dans l'armée française et dans le peuple, tandis que je la rencontrais dans tous les hôpitaux de cette capitale.

Les chirurgiens français attribuaient faussement l'existence et la propagation de l'ophtalmie qui régnait alors en France et en Angleterre à *l'influence de l'atmosphère*, sans s'apercevoir qu'ils ne considéraient ainsi la maladie que sous

Lettre du chevalier W. Adams, sur l'ophtalmie asiatique.

une seule de ses phases. Ils cherchaient même à rendre ridicule l'opinion de sa propagation contagieuse.

Cependant, le médecin adjoint du second bataillon du 12e régiment d'infanterie vient encore de me fournir une nouvelle preuve bien éclatante, de laquelle il résulte très-évidemment que la maladie se propage plutôt *par la contagion que par l'influence de l'atmosphère.* Il rapporte que l'ophtalmie fut communiquée à ce bataillon, composé de 800 hommes, par un enfant, et que, dans l'espace de trois mois, 600 individus en ont été attaqués, quoiqu'on eût pris toutes les précautions possibles pour s'y opposer. Deux autres régiments, cantonnés dans la même ville, pour la préservation desquels on n'avait pris d'autres mesures que l'isolement, furent exempts de la contagion. Enfin, presque tous les cas qui sont parvenus à ma connaissance confirment de plus en plus que cette maladie peut se transmettre d'un seul individu à une grande masse.

Il n'est aujourd'hui aucun médecin en Angleterre qui nie que l'application immédiate du mucus puriforme ne propage la maladie, de la même manière que l'affection gonorrhoïque se communique; mais plusieurs doutent encore que l'atmosphère puisse être assez imprégnée par ces exhalaisons contagieuses, pour pouvoir transporter la maladie sur un œil sain, sans le contact immédiat du pus. Cependant, j'ai recueilli un grand nombre de faits desquels il résulte que l'infection peut avoir lieu sans le contact immédiat, comme il arrive pour la variole, sans qu'il soit nécessaire d'inoculer.

Lettre du chevalier W. Adams, sur l'ophtalmie asiatique.

Néanmoins, s'il restait quelques doutes sur cette opinion, je crois que mon expérience sur cette maladie, acquise par de longs travaux, me donne le droit de croire à un fait qui est, pour moi de la plus grande évidence; car, peu de praticiens, j'en suis sûr, ont eu, autant que moi, l'occasion d'observer, depuis sept ans, cette ophtalmie, à laquelle j'ai donné, pendant dix ans, la plus grande attention.

Sur la demande qui m'en a été faite par le Gouvernement, j'ai indiqué et rendu public le moyen de détruire entièrement cette ophtalmie, tant dans l'armée que dans toute l'étendue du Royaume. C'est par suite de ce projet que le Gouvernement s'est déterminé à fonder un hôpital spécial pour le traitement des invalides aveugles et des soldats de l'armée de terre et de mer atteints de maladies des yeux.

J'ai déjà traité, dans cet hôpital, dont j'ai été nommé médecin en chef, plus de deux mille personnes affectées de l'ophtalmie, non compris cinq cents aveugles sur lesquels j'ai pratiqué, avec succès, quarante pupilles artificielles. Les autres sont entretenus dans la maison, comme les Quinze-Vingts à Paris; et coûtent, chaque année,

Lettre du chevalier W. Adams, sur l'ophtalmie asiatique.

à l'État cent mille livres sterlings (deux millions quatre cent mille francs).

J'ai cru devoir donner à cette maladie, qu'on a, jusqu'ici, désignée sous le nom d'ophtalmie égyptienne ou puriforme, l'épithète d'asiatique, par des raisons que j'exposerai plus-tard : elle est facile à distinguer par ses caractères tant de l'ophtalmio-blenorrhée des nouveaux nés que de l'ophtalmie gonorrhoïque, quoique ces diverses variétés semblent se confondre par leurs signes extérieurs, et parcourent les mêmes périodes. Cependant l'ophtalmie asiatique a des caractères tranchés pour sa durée et son intensité, qu'on ne retrouve pas dans les autres espèces. Les ophtalmies gonorrhoïques et des nouveaux nés sont rarement contagieuses, tandis qu'il est positif que l'ophtalmie asiatique se propage rapidement, si on laisse les malades communiquer avec ceux qui ne le sont pas.

J'ai remarqué que cette maladie s'est montrée en Sicile, à Malte, à Gibraltar, dans les Indes Orientales et Occidentales, dans l'Amérique, en Espagne, en Portugal, en France et partout où les troupes anglaises ont été : enfin qu'elle nous menace de devenir aussi commune en Europe, qu'elle l'est en Asie, où elle régne depuis plus de mille ans.

J'ai l'honneur etc.

signé W. Adams.

LETTRE

De M. Omodei, au docteur Graefe, professeur de la faculté de médecine de Berlin, sur l'ophtalmie égyptienne.

Lettre du docteur Omodei, sur l'ophtalmie égyptienne.

Milan, 3 décembre 1819.

Quoique l'ophtalmie égyptienne soit beaucoup moins commune actuellement, comparativement à ce qu'elle a été autrefois, on ne peut cependant la considérer comme entièrement dissipée ; elle s'est montrée au mois de mai dernier à Guensare, village de la province de Como.

Le caractère de cette maladie était, dans son principe, très-bénin, comme cela arrive dans toutes les maladies contagieuses; elle se propageait, peu à peu, parmi les habitants des villages, et de proche en proche, dans les familles. On fut bientôt convaincu, par les caractères extérieurs de la maladie et la rapidité de sa propagation, que c'était la véritable ophtalmie d'Égypte.

Un enfant qui tétait encore, fut transporté de Guensare à Milan, ayant l'ophtalmie; il la communiqua à sa mère, Mme la baronne Cornelia, et à ses trois sœurs : de cette famille, l'ophtalmie fut communiquée à la famille de M. Cramer, dont les enfants avaient visité ceux de M. le baron Cornelia; et, de cette dernière

Lettre du docteur Omodei, sur l'ophtalmie égyptienne.

famille, la maladie fut transportée dans toutes celles dont les individus se visitaient souvent, à cause de leurs liaisons.

Toutefois, l'ophtalmie diminua assez promptement, puisqu'on put se dispenser d'observer aussi strictement le régime anti-phlogistique. Elle céda à des remèdes simples, des topiques et des laxatifs. Des mesures sanitaires furent employées à temps, pour s'opposer à la propagation de la contagion, et l'on parvint heureusement à en empêcher les effets.

Depuis la fin de l'année mil huit cent quatorze, j'ai rencontré à Milan, à Pergame, à Venise, à Breschia, et dans beaucoup d'autres lieux, une grande quantité d'aveugles qui l'étaient devenus à la suite de l'ophtalmie égyptienne.

J'ai vu à Milan quatre individus auxquels trois saignées à l'artère temporale ont été salutaires, et beaucoup d'autres qui n'ont été qu'imparfaitement guéris; parce que les médecins ayant méconnu le caractère malin de la maladie, ne l'avaient pas attaquée par les seuls moyens capables de la détruire, les antiphlogistiques, les topiques fortifiants et mercuriels réunis.

J'ai l'honneur, etc.

Signé OMODEI.

DE L'IRITIS SYPHILITIQUE;

De l'iritis syphilitique.

PAR M. MULLER,

Docteur en médecine de Vienne.

Parmi toutes les espèces d'iritis que j'aurais pu décrire, j'ai préféré celui qui reconnaît pour cause un principe syphilitique, parce que les symptômes qui le caractérisent sont si évidents, qu'il est presque impossible de les méconnaître; parce qu'il me servira, mieux que tout autre, à prouver de combien de modifications les ophtalmies sont susceptibles. On sait d'ailleurs à quel point ce virus est rapidement destructeur de l'organe de la vue, et combien peu il faut compter, dans cette maladie, sur l'emploi exclusif des antiphlogistiques.

On ne trouve dans aucun des auteurs français qui ont écrit sur les maladies des yeux une description satisfaisante de l'iritis. Les anciens oculistes, tels que Maitre-Jean St-Ives, Janin et autres, aussi estimés en Allemagne qu'ils le sont en France, paraissent avoir méconnu entièrement cette maladie.

Pendant trois années que j'ai fréquenté la clinique du célèbre professeur Beer, de Vienne,

De l'iritis syphilitique.

justement nommé le père de l'ophtalmologie récente, j'ai eu occasion d'observer cette maladie et de la traiter même avec le plus heureux succès, comme j'espère le démontrer dans cette notice.

L'iritis syphilitique est, de toutes les maladies des yeux auxquelles on a attribué cette cause, celle qui mérite le mieux cette épithète, puisqu'elle est toujours la suite d'une infection générale; on aurait tort de la confondre avec ces ophtalmies gonorrhoïques qu'on a, mal-à-propos, considérées comme syphilitiques, et qui ne sont produites que par le transport immédiat de la matière contagieuse sur l'œil, ou par une affection sympathique de la conjonctive par laquelle cette membrane muqueuse contracte la même maladie qui affecte la membrane urétrale dont la structure est semblable, et qui survient d'autant plus rapidement, qu'il y a eu suppression de l'écoulement gonnorrhoïque.

L'ophtalmie syphilitique affecte primitivement les membranes vasculaires de l'œil, telles que l'iris, la choroïde, le corps ciliaire, la couronne et les procès ciliaires, et peut atteindre même, dans sa marche, la capsule lenticulaire; quelquefois elle paraît au début sous la forme d'une ophtalmie catharrale, arthritique ou rhumatique, quoique l'iris soit plus spécialement affectée, et ce n'est que plus tard que la complication vénérienne se manifeste.

De l'iritis syphilitique.

Mais comme elle n'occupe que l'hémisphère antérieur du globe, elle détermine toujours une inflammation plus ou moins vive de la cornée, qui s'étend rarement aux parties voisines, à moins qu'il n'ait été commis quelque erreur dans le régime ou le traitement.

Il faut distinguer deux espèces de cette ophtalmie, l'une qui est l'iritis syphilitique primitif, l'autre qui est l'iritis syphilitique secondaire.

La différence entre ces deux espèces consiste en ce que la première est tellement caractérisée au début, que tout médecin exercé la distinguera à la première vue; la seconde, au contraire, est compliquée dans sa marche, et se développe concurremment avec l'ophtalmie arthritique, catharrale, etc.

La première affecte des sujets infectés de syphilis depuis long-temps et universellement. Quelquefois la présence de ce virus ne se manifeste pas autrement que par cette ophtalmie, tandis que dans d'autres cas tous les symptômes de l'infection générale ont précédé l'apparition de l'iritis.

La seconde espèce se rencontre chez des individus dans lesquels le virus syphilitique commence actuellement à se développer d'une manière générale, et à étendre ses ravages sur tout l'organisme, après avoir semblé être neu-

De l'iritis syphilitique.

tralisé ou même détruit par un traitement anti-syphilitique qui n'avait été que palliatif. Le diagnostique est d'autant plus difficile dans des cas semblables, que le caractère syphilitique y est moins prononcé, et ne se développe que pendant la marche de la maladie; mais heureusement c'est aussi cette espèce qui est la moins dangereuse, parce qu'elle ne fait pas de progrès aussi rapides que la première.

Les mêmes causes qui, dans l'état ordinaire, produisent l'ophtalmie simple dans un homme sain, produiront cette espèce d'iritis sur un sujet atteint de syphilis. Le plus léger changement dans la température, l'exposition à une lumière vive, surtout si elle est réfléchie par des matières polies, l'exercice des yeux plus prolongé qu'à l'ordinaire, enfin les choses en apparence les plus insignifiantes dans l'état de santé, ou tout au plus susceptibles d'occasionner une irritation légère et passagère, deviennent alors la cause d'une maladie grave. Il arrive aussi très-souvent, comme je l'ai déjà fait remarquer, qu'on ne peut attribuer à aucune des causes occasionnelles signalées, cette funeste ophtalmie qui est le premier symptôme d'une infection universelle.

On n'aperçoit, dans le principe de l'iritis syphilitique, qu'une rougeur légère de l'œil, accompagnée d'une photophobie considérable, avec larmoiement et douleur pongitive dans le

De l'iritis syphilitique.

globe. Une teinte rosacée se fait remarquer dans la sclérotique, et forme un anneau assez large au pourtour de la cornée, espèce de couronne vasculaire composée de vaisseaux serrés qui disparaissent en s'effaçant vers la périphérie du globe.

Bientôt après, la conjonctive s'enflamme, devient d'un rouge un peu plus vif, et représente un réseau de vaisseaux sanguins plus apparents au bord de la cornée, et finissent, comme ceux de la sclérotique, par s'évanouir et disparaître en s'éloignant.

En considérant attentivement un œil dans l'état que je viens de décrire, il sera facile de distinguer au dessous du réseau vasculaire de la conjonctive les vaisseaux injectés de la sclérotique, lesquels ont une autre direction, sont d'un plus petit diamètre et plus profondément situés. Enfin, si dans les mouvements variés du globe on voit la conjonctive glisser sur la sclérotique moins rougie, on s'apercevra aisément de la situation respective de ces deux espèces de vaisseaux.

C'est cette couronne de vaisseaux de couleur rose qui subsiste quelquefois pendant toute la vie après la guérison, et reparaît périodiquement à la moindre variation dans la température.

Pendant le développement de ces phénomènes, la cornée amincie devient opaque ou

De l'iritis syphilitique.

perd, dans la plus grande partie de son étendue, sa pellucidité ordinaire, sans offrir cependant des taches distinctes. Cette suffusion de la cornée ressemble plutôt à un nuage demi-transparent, semblable en quelque sorte à de la fumée peu épaisse qui serait interposée entre les lames de la cornée, qui, dans cet état, a l'aspect d'un verre de montre dépoli, est sale, verdâtre et cadavéreuse.

Peu-à-peu la presque totalité des vaisseaux rouges qui forment au bord de la sclérotique la couronne dont j'ai parlé, se prolongent entre les lames de la cornée, où il se forme un réseau des vaisseaux rouges les plus déliés, et dans la violence de l'inflammation la cornée s'enfle et s'épaissit, état qui est nécessairement accompagné d'un obscurcissement total de la vue, qui s'accroît graduellement selon que l'épanchement qui y donne lieu augmente aussi.

Si l'on considère que la pellucidité de cette membrane résulte de la facile circulation d'une humeur extrêmement tenue entre les lames qui la composent, la tendance qu'ont à s'enflammer les membranes séreuses et fibreuses, inflammation qui est toujours suivie d'une exsudation plus ou moins considérable de lymphe concrescible, on ne sera pas étonné de voir l'obscurcissement être le premier symptôme de l'affection de la cornée, soit que l'ophtalmie ait fixé son siége primitivement sur cette membrane, ou qu'elle s'y soit propagée consécutivement. De l'iritis syphilitique.

Il n'est pas encore bien déterminé si l'humeur aqueuse se trouble; Beer le croit (1), tandis que Walther et plusieurs autres oculistes allemands le nient. Cependant, il me semble que pour peu qu'on cherche à se rendre compte de l'origine des sources exhalantes de l'humeur aqueuse qui se trouvent dans la chambre postérieure (2), et sous les dernières ramifications des artères ciliaires qui se prolongent dans les procès ciliaires et dans la surface postérieure de l'iris, on ne pourra se refuser à partager l'opinion de M. Beer, qu'il a étayée d'une foule de recherches curieuses dans les distinctions qu'il a établies des différentes espèces de staphylômes.

Au commencement de la maladie, quand la sclérotique devient rouge, il apparaît dans l'iris des phénomènes de la plus grande importance pour le diagnostique de la maladie, et qui justifient la dénomination qu'on lui a donnée. (3).

L'iris cesse insensiblement d'être mobile; la pupille se rétrécit; elle quitte le centre du

---

(1) *Lehre von den Augenkrankheiten, etc.* Doctrine des maladies des yeux, par M. G. J. Beer. Vienne 1813.

(2) *Anatomische und physiologisch Darstellung, etc.* Exposition anatomique et physiologique de l'œil humain, par M. F. Muller. Vienne 1819.

(3) Voy. art. Iritis du dictionn. des Sciences médicales.

De l'iritis syphilitique.

globe pour se diriger vers l'angle interne de l'œil, et perd en même temps sa forme arrondie pour devenir ovale et rugueuse sur ses bords. La couleur de la face antérieure de l'iris est altérée, et ce changement a lieu primitivement sur la zone intérieure. La couleur naturelle de l'iris devient plus foncée; quelquefois même elle est rougie, enflée et proéminente vers la face intérieure de la cornée; cette turgescence est principalement remarquable vers le bord pupillaire.

Ces divers phénomènes sont accompagnés d'une photophobie, d'une sensibilité plus ou moins forte de l'œil et d'un larmoiement qui est augmenté par la présence de la lumière et le plus léger changement dans la température. Une douleur fixe, profonde, ostéocope, qui a son siége au-dessus du sourcil dans l'os frontal, douleur qui commence ordinairement à la chute du jour, augmente jusqu'à minuit ou une heure, devient quelquefois atroce, enlève le sommeil et le repos aux malades qui n'éprouvent un peu de calme et de diminution dans leurs souffrances que vers le point du jour.

Chaque exacerbation nocturne est accompagnée d'une rougeur plus intense du globe, et le mauvais état de l'œil est augmenté par les accès, toujours suivis d'un rétrécissement plus grand de la pupille et de la direction diagonale dont nous avons déjà parlé. La couleur de l'iris est de plus en plus altérée; un bourrelet se remarque à son bord pupillaire. On voit, dans la chambre postérieure, des filaments blanchâtres, composés d'une matière albumineuse, fibreuse et coagulée, se diriger vers la capsule cristalloïde. De l'iritis syphilitique.

Après une nuit douloureuse, la vue demeure troublée et affaiblie. On aperçoit dans la pupille un nuage rétiforme semblable à une toile d'araignee; alors les malades ne distinguent que très-difficilement les objets, même à des distances assez rapprochées; ils les voient mal dans certaines directions et croient toujours qu'ils sont enveloppés d'un filet.

Si l'on ne s'empresse, par tous les moyens possibles, de s'opposer aux progrès rapides de la maladie, il se forme au bord ciliaire et pupillaire de l'iris des excroissances rondes, rouges ou d'un brun clair, rugueuses à leur surface, et que Beer compare avec raison à ces condylômes connus sous le nom de *crista-galli*. Ces végétations condylômateuses proéminent dans la chambre antérieure, s'y développent très-rapidement et acquièrent quelquefois un volume énorme; en sorte qu'elles entraînent l'iris et s'appuient sur la surface postérieure de la cornée, remplissent la chambre antérieure et poussent cette membrane en avant.

L'iris sécréte dans toute son étendue postérieure, mais principalement autour de son ou-

De l'iritis syphilitique.

verture et dans le voisinage des condylômes, une lymphe puriforme qui remplit la chambre postérieure et obstrue tellement la pupille, que le malade demeure complétement aveugle.

L'iris devient alors le siége d'exubérations, et cette lymphe puriforme entre par la pupille dans la chambre antérieure, ou passe entre les fibres radiées de l'iris, qui, se trouvant écartées, lui donnent passage, ce qui occasionne alors des ulcères à la surface intérieure de la cornée, et la rapide destruction de l'œil.

Dans des cas moins graves, où des condylômes ne se développent pas, la lymphe coagulate plastique qui exsude des bords de la pupille, rétrécie et lacérée, forme de petits filaments flottants dans l'ouverture, qui se réunissent ensuite pour se fixer au cristallin, et occasionner ainsi une adhérence de l'iris postérieurement. De plus, comme l'inflammation se propage, de l'iris, par les corps et les procès ciliaires à la capsule cristalloïde même, cette dernière devient opaque par suite de cette inflammation. Le cristallin, qui ne se trouve plus alors dans ces conditions, qui, quoique inconnues encore, n'en doivent pas moins être nécessaires à la libre circulation de l'humeur de Morgagni et à sa transparence, devient opaque, et une cataracte capsulo-lenticulaire est le triste résultat de cette phlegmasie.

Quand la maladie a acquis un grand degré

de développement avant qu'on ait pu s'en rendre maître, il se forme des ulcères lardacés sur la face antérieure de la cornée, dans l'épaisseur de la sclérotique, et sur le bord de l'orbite; et, à la racine du nez, des exostoses et des tumeurs tophacées qui finissent par abcéder. De l'iritis syphilitique.

Le pronostic de cette maladie résulte non-seulement du degré de développement de l'iritis, mais aussi de l'état général du malade; car on sait que toute espérance de guérir les maladies est fondée sur ce principe, qu'il faut administrer la quantité nécessaire de mercure dans le plus court espace de temps possible, pour s'opposer aux progrès de la maladie qui augmente à chaque exacerbation nocturne. Il est facile de concevoir qu'une cachexie syphilitique déjà bien avancée, une grande débilité de l'organisme, l'abus du mercure administré à contre-temps, les complications de la maladie avec d'autres vices, principalement le scorbutique, doivent rendre le pronostic à-la-fois triste et incertain. Cependant la situation du malade n'est pas entièrement désespérée, si la vue n'est point altérée par un épanchement dans la chambre postérieure de lymphe plastique et coagulable; mais si la pupille se trouve obstruée par cette matière lorsque le médecin est appelé au secours du malade, il lui est difficile de donner aucun conseil salutaire, et tout ce qu'on peut exiger de l'art, en d'aussi fâ-

De l'iritis syphilitique.

cheuses circonstances, c'est la conservation d'une faible portion de lumière, et la faculté de distinguer des masses ; car s'il s'est déjà formé des condylômes de l'iris, des ulcères à la cornée, si l'inflammation s'est propagée aux parties intérieures de l'œil, le malade reste dans un état de cécité complet. Cela se conçoit d'autant plus facilement, que dans les cas les plus heureux, les yeux *iritidés* demeurent long-temps sensibles aux changements de température et larmoient à la moindre impression de l'air froid. La lumière les irrite quelquefois, et l'on aperçoit, long-temps après la guérison, autour de la cornée, une couronne violette profondément située sur la sclérotique, qui ne disparaît qu'après plusieurs années.

Thérapeutique.

L'affection vénérienne, qui a une tendance prononcée à produire des végétations fongueuses, modifie ou dénature quelquefois les symptômes inflammatoires au point qu'ils semblent disparaître presque entièrement, ce qui rend le traitement de l'iritis syphilitique bien différent de celui qu'on oppose à une ophtalmie simple, purement inflammatoire.

Aussi l'application du régime anti-phlogistique dans toute son étendue est rarement indiqué dans cette affection, si ce n'est au début de la maladie; encore est-il du plus grand in-

De l'iritis syphilitique.

térêt que ces moyens se trouvent parfaitement en rapport avec l'intensité des accidents; mais comme il arrive presque toujours que le médecin n'est pas appelé à l'invasion de la maladie, il suffit ordinairement de l'application de quelques sangsues pour modérer l'inflammation, qui n'est jamais de longue durée. On s'exposerait en insistant, plus qu'il ne convient sur l'usage des antiphlogistiques; à des résultats funestes. Il m'a semblé remarquer qu'en France, où l'on pratique beaucoup de saignées pendant la première période de l'inflammation en général, il y avait, proportion gardée, un plus grand nombre de terminaisons fâcheuses qu'en Allemagne et en Italie, où l'on agit autrement.

L'iritis syphilitique ne peut être radicalement guéri qu'autant qu'on parvient à détruire la cause qui y a donné lieu, mais il serait beaucoup trop long d'attendre les effets d'un traitement général pendant la durée duquel la destruction entière de l'œil pourrait avoir lieu.

La première et la plus urgente indication dans cette ophtalmie est entièrement symptômatique : ce sont les douleurs nocturnes ou plutôt ces exacerbations périodiques après lesquelles a lieu l'accumulation d'une lymphe plastique et coagulable dans la chambre postérieure.

Pour interrompre promptement ces accès

De l'iritis syphilitique.

douloureux, il convient de faire le soir, avant l'exacerbation, une friction au-dessus des sourcils avec la pommade mercurielle (1), à laquelle on ajoute un peu d'opium, et de recouvrir l'œil de linges très-chauds.

Quelque atroces que soient les douleurs, il est rare qu'elles ne cèdent pas à l'emploi de ce topique; lorsqu'elles se renouvellent, on réitère l'application de la pommade, qui fait toujours cesser au moins momentanément les accidents, et laisse le temps de combiner un traitement général avec ce palliatif qui le précède.

On connaît assez l'action spécifique du mercure et son utilité dans les maladies exsédatives, ce qui est assez bien démontré pour les hépatites dans lesquelles l'usage des frictions produit un si bon effet après les saignées, pour n'être pas surpris des avantages qu'on en retire dans une maladie où il est doublement indiqué à cause de la nature syphilitique de la maladie, et par la nécessité de s'opposer au développement ou dissoudre ces exudations dont nous avons déjà parlé plusieurs fois.

Aussi long-temps que le caractère inflammatoire de la maladie avec les exacerbations noc-

---

(1) Voici la formule de cette pommade :

℞ Onguent mercuriel (*unguent. hydrarg. ciner.*) ℥ ß.
Opium (*extr. thebaici.*)................ gr. jv.
mêlez.

turnes persistent, on doit bien se garder de faire aucune application sur l'œil, qui ne saurait les supporter; seulement, lorsque la photophobie, le larmoiement, les douleurs et l'irritabilité inflammatoire ont disparu, les collyres sont indiqués. Le professeur Beer fait usage, à cette époque de la maladie, d'une solution de muriate suroxigéné de mercure avec du laudanum (1). On devra continuer, pendant l'usage de ce collyre, à couvrir les yeux avec des compresses chauffées. De l'iritis syphilitique.

Ce n'est que vers la fin de la maladie, et lorsqu'on veut faire disparaître l'obscurcissement de la cornée, qu'il est à propos d'user d'autres onguents mercuriels, qui sont alors d'une grande efficacité, mais la proportion du mercure doit être très-faible au commencement, et il faut l'élever avec beaucoup de prudence (2).

Le traitement général de cette maladie n'est autre chose que le traitement antisyphilitique dans toute son étendue, suffisamment connu

---

(1) ℞ Muriate suroxigéné de mercure........ gr. ij.
Eau distillée de roses................ ℥. iv.
Laudanum liquide de Sydenham....... ℈ j ß.
mêlez.

(2) ℞ Axonge, ou beurre de cacao........... ʒ ij.
Oxide rouge de mercure.............. gr. vj.
mêlez.

N. B. Cette dernière pommade diffère très-peu de celle de Dessault.

De l'iritis syphilitique.

de tous les praticiens. J'ajouterai seulement une remarque, c'est qu'on doit, dans l'origine, se servir de remèdes énergiques, car il s'agit de s'opposer d'abord à la désorganisation de l'œil ; c'est pourquoi on devra préférer le sublimé à toutes les autres préparations de mercure. Il pourrait se faire néanmoins que, dans des cas peu graves, chez des sujets faibles, sensibles, disposés à la phthisie, on pourrait réussir avec le muriate de mercure doux. Cependant j'ai vu le professeur Beer administrer avec succès, à des personnes très-faibles, le muriate suroxigéné de mercure dans une solution de la naphte vitriolique.

Les précautions à observer pendant la durée du traitement, l'emploi des remèdes excitants, tels que le quinquina, etc., la diète et le régime, qui sont d'une si haute importance et même le choix d'autres médicaments, auxquels on a attribué depuis peu des propriétés antisyphilitiques, tels que le muriate d'or, etc., rentrant dans le traitement général de la syphilis, m'ont semblé ne pas devoir m'occuper d'une manière particulière, dans un travail où je n'ai eu en vue que de traiter d'une affection particulière et de signaler l'efficacité du mercure, par exclusion à tous les moyens que l'ignorance ou l'empirisme ont essayé de présenter comme des spécifiques.

SUR L'EMPLATRE ANTIMONIAL.

Sur l'emplâtre antimonial.

Dans les cas assez nombreux où il est nécessaire de déterminer une irritation prompte, durable, et en même temps graduée dans le voisinage du crâne, les épispastiques ne secondent pas toujours complétement les intentions du praticien, ils agissent tardivement, avec trop, ou trop peu d'énergie.

C'est avec raison qu'on désirait trouver un topique dérivatif dont l'action pût être prévue, augmentée ou diminuée facilement selon l'exigeance des cas. L'emplâtre ou pommade antimoniale remplit parfaitement ces indications. Il se compose de :

℞ Tartrate ant. de potasse.... ʒ j.
Emplâtre citrin (1)........ ℥ iij à ℥ IV.

Selon le dégré de sensibilité de la peau, on peut remplacer l'emplâtre citrin par du beurre de cacao et même du cérat simple.

---

(1) Emplâtre citrin du Codex de Vienne.
℞ Thérébentine.......... } a une livre.
Suif de mouton........ }
Résine..................... deux livres.
Cire jaune................. quatre livres.
Faites fondre, coulez en tablettes.

Sur l'emplâtre antimonial.

On renouvelle cet emplâtre tous les jours, jusqu'à ce qu'il apparaisse sur la peau rubéfiée des vésicules noirâtres. On panse ensuite soit avec l'emplâtre citrin pur, soit avec le cérat; si la plaie se cicatrise trop tôt, on renouvelle les frictions avec la pommade émétisée.

Cet emplâtre, qui produit de très-bons effets dans les ophtalmies rhumatiques, est aussi fort utile dans les coqueluches, appliqué sur le sternum; il ne supprime point la sécrétion des urines comme les cantharides, et n'excite pas de nausées. Je n'ai jamais eu occasion de remarquer, pendant son emploi, de vésicules sur le pénil; la coïncidence d'apparition de ces vésicules est purement accidentelle, à moins que les petits garçons, qui se touchent en urinant, ne transportent sur ces parties la matière des surfaces excoriées, ce qu'il est très-facile d'éviter.

GUILLIÉ.

RÉTABLISSEMENT DE LA VUE

Par l'entraînement de la pupille sous un leucoma central.

Rétablissement de la vue par une pupille artificielle.

On a cru long-temps que l'instillation de la jusquiame pouvait être utile dans le traitement du leucoma, mais l'expérience n'a pas vérifié les hypothèses qu'on avait faites, et un long usage de ce stupéfiant m'a prouvé qu'il avait peu d'efficacité, aussi j'ai toujours préféré, surtout quand les deux yeux se trouvent affectés à-la-fois, de tenter l'opération de la pupille artificielle; car on ne doit tenir aucun compte des relations de cures obtenues par l'amincissements des albugos, au moyen de sel de tartre, etc.

Je vis, il y a quatre ans, un œil dont la pupille était obliquement déviée par une procidence de l'iris et transportée derrière une tache de la cornée. Cet accident me fit penser qu'il serait possible d'effectuer, par l'art, ce qu'avait fait la nature. En effet j'ai pratiqué plusieurs fois depuis lors cette opération avec assez de succès pour pouvoir indiquer les avantages qu'elle présente.

La pupille reste aussi près que possible de l'axe de l'œil; l'opération est peu douloureuse; on n'a pas à craindre une nouvelle occlusion

Rétablissement de la vue par une pupille artificielle.

de la pupille, et le cristalin, s'il est sain, peut demeurer intact.

Aux avantages que je viens de décrire, il est juste d'opposer les inconvénients qui sont les suivants : 1° une inflammation plus ou moins intense pourrait se propager de la partie étranglée de l'iris, à toute la membrane; 2° l'opérateur pourrait blesser la capsule cristalloïde, et rendre le cristallin opaque; 3° il pourrait enfin survenir un fort obscurcissement de la cornée; mais, jusqu'à présent, je n'ai pas eu occasion de remarquer aucun accident de ce genre; j'ai vu, au contraire, plusieurs mois après les avoir pratiquées, toutes les pupilles claires, sans nuages de la cornée.

L'œil droit d'un homme de ving-trois ans était presque détruit par de la chaux vive, une faible partie de la cornée de l'œil gauche avait conservé quelque lucidité : l'opération fut très-heureuse et sans aucune complication inflammatoire, quoique l'iris fût étranglée, et la guérison fut parfaite au bout de huit jours.

Procédé opératoire.

J'ouvris la cornée, près de sa périphérie, dans une étendue d'une ligne. J'introduisis dans l'œil un crochet simple avec lequel je saisis, en le tournant dans mes doigts, la marge pupillaire de l'iris, et je développai le crochet par de légers mouvements pour le ramener à l'extérieur, et je bandai l'œil à la manière accoutumée. La durée de l'opération fut de six secondes; elle se fit sans le secours d'aucun ophtalmostat, et je me servis, pour la section de la cornée, d'un couteau à lame étroite et allongée, ressemblant à celui de Richter.

Rétablissement de la vue par une pupille artificielle.

HIMLY.

Instrument proposé par Langenbeck, pour la coretodialysis.

DESCRIPTION D'UN INSTRUMENT

Proposé par Langenbeck, pour faire l'opération de la coretodialysis (pupille artificielle), en décolant l'iris de la marge ciliaire, extraite de la Bibliothèque ophtalmologique (1).

Si une main exercée peut faire cette opération avec un crochet simple, on ne peut nier cependant que l'introduction, et principalement la sortie de cet instrument, sont très-souvent suivis d'accidents, lorsqu'on n'a pas une grande habitude de s'en servir.

J'ai indiqué autrefois un moyen facile d'extraire l'iris par la plaie de la cornée (coretonectomie), et de dégager ensuite le crochet. L'entrée est moins difficultueuse si on dirige rapidement le crochet dans la chambre antérieure, et si l'on a soin de maintenir sa pointe en bas; mais il peut arriver cependant que si l'iris n'est pas tendue, elle s'applique immédiatement à la cornée et qu'elle soit traversée par la pointe du crochet dans une autre point que celui où l'on voulait pénétrer.

En cherchant à détacher le bord ciliaire de

---

(1) Neue bibliothek für die chirurgie und ophthalmologie herausgegeben, von C. J. M. Langenbeck, 1819.

l'iris, on voit quelquefois la partie déjà saisie de cette membrane s'éloigner du crochet lorsqu'on tourne le manche et la pointe pour effectuer le prolapsus et dégager le petit crochet de la cornée, en sorte que la pupille artificielle n'acquiert pas la grandeur et la forme qu'on aurait voulu lui donner.

Instrument proposé par Langenbeck, pour la corétodialysis.

En retirant le crochet, il peut arriver que la pointe s'arrête à la cornée, surtout si l'œil est très-mobile; il peut arriver aussi que l'iris, arrivée au bord de la plaie de la cornée, rentre dans l'œil, surtout si l'ouverture est trop grande. C'est pour éviter tous ces contre-temps qu'on désirait depuis long-temps un instrument qui produisît les avantages suivans :

1° Pouvoir être introduit facilement entre la cornée et l'iris, quand même ces deux membranes se trouveraient rapprochées;

2° Pouvoir pénétrer dans la chambre antérieure par une petite ouverture;

3° Saisir l'iris si fermement qu'elle ne puisse plus s'éloigner du crochet avant qu'on ait formé le prolapsus;

4° Ressortir dans la même direction où il est entré, en sorte que la pointe du crochet soit dirigée en arrière.

Un instrument qui peut être introduit et extrait comme un stylet mousse, sur lequel se trouve un petit crochet, remplira ces conditions.

Instrument proposé par Langenbeck, pour la corétodialysis.

Le mécanisme de mon coreoncion est le suivant : Dans une gaîne d'argent, qui ne doit pas être polie, mais rugueuse comme une lime fine, pour qu'on puisse la mieux tenir, se trouve le manche du crochet. A cette gaîne d'argent est fixée, par une vis, une canule d'or très-mince, dans l'intérieur de laquelle passe la partie mince du col du crochet, lequel est dirigé vers l'extrémité de la canule, et repose sur l'extrémité de la circonférence externe de son bord ; ce qui fait que la pointe du crochet ne peut jamais, dans aucun cas, accrocher la cornée dans laquelle il pénètre comme un trocar, revêtu de sa sonde. Ce crochet est poussé par un petit bouton d'acier qui est fixé par une vis à cette partie du col du crochet qui se trouve dans la gaîne où il y a une coulisse, dans laquelle glisse le bouton, comme ceux des portecrayons de métal. Le crochet est porté en avant par le mouvement du bouton, et lorsqu'on cesse de pousser le bouton, un ressort en spirale le fait rentrer tout naturellement par sa propre élasticité.

Pour se servir de cet instrument, il faut d'abord faire une petite incision à la cornée avec un couteau à cataracte, puis on saisit l'instrument comme une aiguille à cataracte ordinaire ; on place l'extrémité du doigt index derrière le bouton et on introduit l'instrument dans la

Instrument proposé par Langenbeck, pour la corectodialysis.

chambre antérieure avec le crochet couvert, comme si l'on tenait une simple sonde.

Quand on est parvenu au tiers de la chambre, on pousse le bouton avec l'index, et le crochet se découvre; on saisit avec ce crochet le bord ciliaire de l'iris, et on laisse agir le ressort spirale en retirant le doigt index. Par cette manœuvre, on commence le décolement de l'iris, qu'on continue en retirant la concavité du crochet avec la membrane vers la canule d'or. On enfonce la portion saisie de l'iris tellement qu'on n'ait rien à faire que d'extraire l'instrument dans la même direction où il est entré. L'iris ne peut pas échapper, puisqu'elle se trouve prise entre le crochet et la canule; de cette manière, le prolapsus de l'iris est formé, et l'on fait la pupille artificielle aussi grande qu'on le désire. Lorsqu'on a entraîné suffisamment l'iris au dehors, on pousse en avant le crochet pour la détacher entièrement.

Cet instrument doit être fait avec beaucoup de soin, et être le plus délié possible, afin qu'on puisse l'introduire facilement par une petite ouverture. Ces conditions sont d'autant plus nécessaires, qu'on a à agir dans un espace très-étroit, et que l'iris, déplacée par l'écoulement de l'humeur aqueuse, n'est pas toujours bien tendue.

Le docteur Schlagintweit, auteur d'un instrument pour la pupille artificielle, qu'il appelle

Instrument proposé par Langenbeck, pour la coretodialysis.

iriankistron, auquel il attribue de grands avantages, a objecté à Langenbeck que son instrument avait l'inconvénient de ne pouvoir être démonté, et qu'il se détériorait promptement par la rouille.

Il est vrai que le premier modèle, exécuté par Remm, avait ce désavantage : le petit crochet se trouvait joint au cylindre qui est dans le manche, de telle manière qu'on ne pouvait le séparer du tuyau dans lequel il glissait, sans briser la tige; mais ces inconvénients ont disparu dans l'instrument qui a été ensuite perfectionné par le coutelier Hendler, comme on peut s'en assurer par la planche ci-jointe.

Les figures I, II, III et IV représentent le coreoncion avec les améliorations de Hendler.

Fig. I. Tuyau d'argent, ou manche.

a Pas de la vis sur lequel on fixe la capsule.

b Éminence annulaire rugueuse.

c Coche, ou coulisse de six lignes de long, sur une ligne de large, dans laquelle se meut le bouton. (*b* Fig. IV.)

Fig. II. *a*. Capsule d'argent, qui se fixe sur la partie supérieure du manche d'argent (*a* Fig. I.), et comprime la spirale.

b Tuyau, ou canule d'or, vissé sur la capsule.

c Courbe du crochet.

Pl. II.

Coréoncion de Langenbeck.

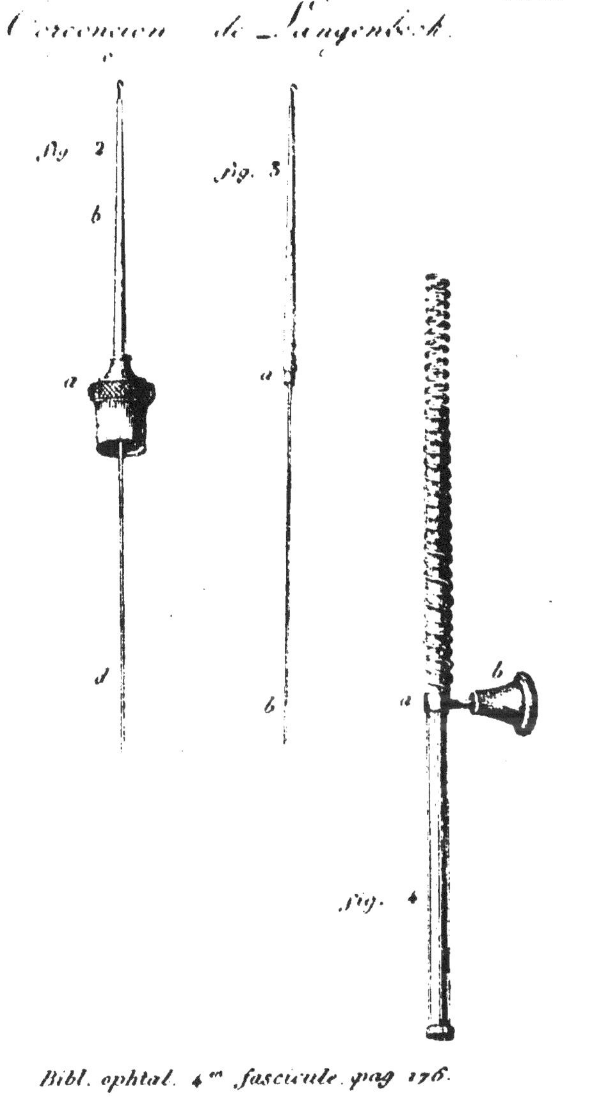

Bibl. ophtal. 4me fascicule. pag 176.

Guillié delin.

instrument proposé par Langenbeck, pour la corétodialysis.

d Col du crochet qui traverse la canule d'or et la capsule d'argent, et est renfermé dans une gaîne d'argent (Fig. IV.), laquelle se trouve elle-même contenue dans le manche, et fixée par la pression du bouton latéral qui sert, en glissant dans la coulisse, à donner le mouvement à la spirale et au crochet.

Fig. III. Canule d'or, avec le crochet qui y est renfermé.

a Partie de la canule vissée, qui s'adapte à la capsule d'argent.

b Partie comprimée par le bouton.

Fig. IV. Gaîne d'argent, sur laquelle est fixée supérieurement la spirale, et dans l'intérieur de laquelle se trouve le col du crochet.

a Collet.

b Bouton de pression.

Description d'une opération de la cataracte, par dépression.

DESCRIPTION

D'une opération de la cataracte, par dépression, faite sur une jeune personne à laquelle il manquait l'iris; par M. L......

Le sieur Cameroni, de la commune de Vandrogno, préture d'Introbbio-Valsasina, après avoir consulté, à Milan, des médecins très-réputés, qui avaient jugé la cécité de sa fille incurable, me la présenta au commencement du mois de février de cette année.

Cette jeune personne, âgée de seize ans, bien réglée, et d'une bonne construction, avait les yeux grands et saillants. Au premier examen, je les crus affectés d'hydrophtalmie, tant était abondante l'humeur aqueuse qui remplissait la chambre antérieure, laquelle paraissait être d'une capacité extraordinaire; mais en explorant plus attentivement les yeux, mon erreur fut promptément dissipée, et je reconnus qu'il n'existait qu'une chambre unique, et que par conséquent il y avait absence de l'iris. En continuant mes recherches, je vis que les procès ciliaires altérés offraient quelques stries diaphanes, au travers desquelles Cameroni apercevait la lumière, et distinguait même quelques couleurs, surtout pendant l'absence du soleil. La capsule cristalline, entièrement opaque, ne renfermait point une lentille transparente et consistante, mais une matière analogue à celle qu'on retrouve dans toutes les cécités congéniales. Elle présentait, dans sa partie centrale, un petit noyau d'une couleur plus foncée. Description d'une opération de la cataracte, par dépression.

Croyant pouvoir obtenir quelque heureux résultat de l'opération, je la proposai à la jeune personne, qui y consentit avec un empressement qui n'est pas ordinaire chez ceux qui n'ont jamais joui de la vue.

Le 28 février 1820, fut le jour fixé pour l'opération, et l'œil droit choisi pour être opéré le premier. Je pénétrai dans la sclérotique à la distance de deux lignes de la cornée, avec une aiguille à cataracte, plus courbée que celles dont on se sert ordinairement. Arrivé dans l'unique chambre de l'humeur aqueuse, l'absence de l'iris permettait de voir toute la portion de l'instrument qu'elle cache ordinairement. La pointe de l'aiguille perça à travers la capsule cristalline, la détacha des adhérences ciliaires, pour la porter au bas de ce grand espace occupé par l'humeur aqueuse à laquelle j'en confiai l'absorption.

J'allais opérer immédiatement l'œil gauche de la même manière, lorsque quelques réflexions me décidèrent à changer mon procédé. J'introduisis l'aiguille à une plus grande distance de

Description d'une opération de la cataracte, par dépression.

la cornée (environ trois lignes et demie); de cette manière, je passai derrière les procès ciliaires et dans le milieu du corps vitré. J'accrochai la capsule qui céda avec facilité : je la déposai dans le corps vitré où elle se logea sans remonter, en laissant à sa place une ouverture irrégulière, d'un beau noir, qui sert de pupille à la jeune Cameroni, qui, dès ce moment, put voir avec cet œil les objets, mais comme tous les aveugles-nés, sans pouvoir, au premier abord, distinguer les formes, les distances et la couleur des objets, ce qui ne peut s'acquérir que par une éducation particulière des yeux et l'habitude de voir.

Il était resté dans l'œil droit un lambeau de capsule qui embarrassait le passage des rayons lumineux, ce qui m'obligea, deux semaines après l'opération, à réintroduire l'aiguille pour détruire l'obstacle. Je pénétrai cette seconde fois dans l'œil gauche comme j'avais pénétré dans le droit; mais ayant été obligé d'agir avec force, les procès ciliaires furent déchirés, et il se forma à leur centre une espèce de pupille oblique qui permettait l'introduction de la lumière. Mais l'éblouissement qu'éprouva à cet instant la jeune Cameroni, par l'afflux des rayons lumineux, rendit la vision imparfaite, ce qui est particulier au cas que je décris, car cela n'arrive point quand l'iris existe; mais j'eus bientôt remédié à cet inconvénient par un iris artificiel, c'est-à-dire que je conseillai aux parents de la jeune personne de lui faire porter des lunettes convexes du n° 3 ½, dont les parties latérales garnies d'écaille noire qui recouvre le pourtour du verre, laissent seulement au centre une ouverture de la grandeur et de la forme de la pupille, à travers laquelle la jeune Cameroni distingue, avec facilité, les plus petits objets. Il lui suffit pour n'être point éblouie, d'approcher ou d'éloigner les lunettes de ses yeux, selon les différents états de la lumière.

Description d'une opération de la cataracte, par dépression.

Les accidents consécutifs de l'opération n'ont eu aucune suite fâcheuse; le vomissement qui survint douze heures après, doit être attribué à un embarras des premières voies (1), et à l'usage d'une nourriture grossière, qui est celle de tous les paysans qui habitent les montagnes.

---

(1) Le vomissement est assez fréquent après la dépression du cristallin, et souvent même il a lieu pendant l'opération. N. D. R.

Changemens survenus dans l'orbite.

OBSERVATIONS PRATIQUES

Sur des changements contre nature survenus dans l'orbite, compliqués d'exophtalmie.

Je ne parlerai pas ici des différentes métamorphoses du bulbe de l'œil que j'ai eu occasion d'observer depuis quelques années, je me bornerai seulement, dans cette notice, à décrire les altérations de l'orbite, par suite desquelles l'œil est poussé en avant; me réservant de publier, plus tard, une série d'observations sur des cas d'exophtalmies essentielles.

Parmi les altérations que je vais faire connaître, j'ai remarqué des tumeurs occasionnées par des stéatômes, des hydatides, des exostoses, des parois, de l'orbite, etc.

1re OBSERVATION.

Une femme, âgée d'environ quarante ans, avait le bulbe de l'œil droit très-saillant; il était dirigé en haut et en dedans; la conjonctive de la paupière inférieure était boursoufflée et portée en avant et en bas par une tumeur dure qui se propageait de l'angle interne de l'œil, derrière la conjonctive jusqu'à l'angle externe, et de-là, à la marge supérieure de l'orbite. Cette tumeur était mobile, non adhérente, et pouvait être circonscrite avec les doigts. Le bulbe avait son aspect naturel, la pupille était régulière, l'iris avait conservé ses facultés érectiles, mais la malade ne voyait point; ce qui tenait, sans doute, à ce que l'œil étant déplacé, la rétine ne se trouvait plus dans un rapport convenable avec la lumière, ou à ce qu'elle était paralysée par la pression exercée au fond de l'orbite, par la tumeur; accident dont ne se trouvaient point atteints les nerfs ciliaires plus longs et plus sinueux, et d'ailleurs situés plus antérieurement que les nerfs optiques.

Changemens survenus dans l'orbite.

Pour arriver à la tumeur, une incision fut pratiquée à la commissure externe des paupières et de la conjonctive, qui laissa apercevoir une tumeur stéatomateuse adhérente aux muscles et au bulbe, qui put en être aisément séparée en partie avec le scalpel, et en partie avec le manche de cet instrument, et même avec les doigts.

Après avoir enlevé entièrement la tumeur, la cavité fut remplie avec de la charpie jusqu'à la parfaite cicatrisation. Le bulbe se rétracta peu à peu, la commissure extérieure qui avait été divisée se réunit, et la faculté de voir se rétablit si parfaitement, qu'un mois après l'opération, cette femme pouvait voir les plus petits objets, et la difformité fut détruite.

Changemens survenus dans l'orbite.

2me OBSERVATION.

Un jeune homme de vingt-deux ans avait l'œil pressé en dedans, et en bas par une tumeur fluctueuse et saillante qui était située sur la paupière supérieure La cornée était demeurée obscurcie par suite d'une violente inflammation; la tuméfaction des paupières et l'accroissement du bulbe ne s'étaient points réduits.

La paupière supérieure fut divisée verticalement au-dessus de la tumeur. Lorsqu'elle fut dénudée, on apercevait un kyste brillant, pellucide, de la grosseur d'un œuf de pigeon qui fut enlevé en entier. Les paupières furent immédiatement réunies, et leur adhésion au globe de l'œil facilement détruite. Enfin, au bout de quatorze jours, la guérison fut complète.

La proximité du cerveau, la relation des parties contenues dans l'orbite avec la pulpe cérébrale, faisaient que l'extirpation n'était pas sans danger, comme on va le voir par l'histoire suivante.

3me OBSEVATION.

Après l'enlèvement d'une tumeur stéatomateuse développée dans l'orbite d'un sujet de quarante ans, robuste et sain, laquelle avait projeté l'œil en avant, les symptômes suivants apparurent. La tumeur paraissant de nature à pouvoir être enlevée, l'opération se fit avec peu de douleur, le replacement du bulbe eut lieu, et la difformité disparut entièrement. L'opéré se trouvait très-bien, et tout faisait espérer une heureuse terminaison, lorsqu'ayant visité ce malade deux heures après l'opération, je le trouvai assoupi ; je ne voulus point l'éveiller, je revins trois heures plus tard, mais il dormait toujours. Il avait la bouche ouverte, et l'on remarquait sur la face des mouvements convulsifs. L'œil sain était à demi fermé, il était inquiet; et il avait enlevé, en rêvant, les compresses qui couvraient l'œil opéré. Lorsqu'on l'appelait, il ne répondait pas ; il voulut se lever. mais il ne pouvait se soutenir seul. Le pansement fut renouvelé, et il sembla reprendre ses sens; mais bientôt après il retomba dans un état soporeux, il se jetait de côté et d'autres comme un homme qui a une encéphalite. Il fut saigné abondamment, des cataplasmes froids furent appliqués sur la tête; intérieurement il prit du calomel à la dose de deux grains toutes les heures. Ce qui détermina une excrétion alvine considérable; mais le malade demeura sans connaissance, et faisait sous lui sans s'en apercevoir. L'agitation devint extrême le soir, il voulait sortir de son lit; enfin le délire fut si fort qu'il fallut le saigner une deuxième fois, ce qui lui procura du calme; mais l'état soporeux ne cessa point pendant toute la nuit, et il mourut le lendemain matin, vingt-six heures après l'opération.

Changemens survenus dans l'orbite.

Changemens survenus dans l'orbite.

Un pareil événement me détermina à faire quelques recherches sur les habitudes et la manière de vivre de ce malade. J'appris qu'il était dans l'usage de boire des liqueurs alcooliques, surtout du rhum, et que la veille du jour où il avait été opéré, il était arrivé chez lui ivre, ce dont personne n'avait parlé.

En faisant la section du crâne, je ne remarquai rien d'extraordinaire dans l'orbite. Il n'y avait aucune trace d'altérations morbifiques, ni dans les membranes du cerveau, ni dans le cerveau lui-même. Je trouvai que sur le lobe antérieur vis-à-vis le processus orbitaire, près du lieu où l'opération avait été pratiquée, on voyait une exsudation purulente, suite de l'inflammation, mais il n'y avait aucune communication entre la tumeur et la cavité du crâne.

4me OBSERVATION.

Une dame de trente ans avait un stéatôme qui avait poussé l'œil très en avant, ainsi que la paroi externe de l'orbite. Elle avait souffert de céphalées qui s'étaient accrues, à mesure que la maladie faisait des progrès.

La tumeur fut facile à extirper; les douleurs diminuèrent ensuite, et la guérison fut complète en peu de temps: l'œil rentra dans l'orbite; mais la saillie de la région des tempes subsista.

Au bout de sept mois, les douleurs de tête reparurent avec périodicité; elles augmentèrent tellement que la malade tomba dans un état soporeux, languit et mourut peu après, sans que je pusse être autorisé par la famille à ouvrir le crâne.

Changemens survenus dans l'orbite.

5me OBSERVATION.

Un paysan, âgé de vingt ans, avait reçu, neuf ans auparavant, en jouant au jeu de paume, un coup sur le côté gauche du nez et sur l'œil correspondant. Une tumeur considérable survint à la suite de cette contusion, mais elle disparut spontanément quelques mois après.

Deux ans après, il ressentit dans l'œil des douleurs cuisantes, et une tumeur se forma à l'angle interne qui faisait fermer l'œil, sans cependant que la vue en fût troublée, et que la pupille perdît ses facultés contractiles. Cette tumeur, qui poussait le globe en dehors et en bas, avait la forme et occupait le siége ordinaire des tumeurs lacrymales, mais elle était beaucoup plus grande. Elle n'était point produite par la distension du sac lacrymal, puisqu'elle n'était pas compressible, que des larmes et du mucus n'étaient point refoulés par les points lacrymaux, et que les larmes s'écoulaient par les narines sans être épanchées sur les joues.

Le son de la voix de ce jeune homme pouvait être comparé à celui d'une personne qui aurait le nez bouché par un polype.

Cette tumeur était un peu fluctueuse au tou-

Changemens survenus dans l'orbite.

cher, et du côté interne elle était limitée par une saillie de la crête des os quarrés du nez, et de l'os maxillaire supérieur La mollesse de cette tumeur, qui changeait de forme par la plus légère pression, ne permettait pas qu'on pût se former une idée précise du siége qu'elle occupait. Mais le déplacement du globe de l'œil en dehors et en bas, prouvait suffisamment qu'elle n'était point située dans le sac; comme elle se portait de la partie inférieure de l'angle interne de l'œil vers les sinus frontaux, je crus qu'elle pouvait avoir son siége dans ces sinus, et que de-là elle descendait dans la cavité du nez, d'où elle projetait en avant la paroi interne de l'orbite, et par suite le bulbe lui-même. Ces considérations me déterminèrent à agir ainsi qu'il suit :

Afin de ne point blesser le sac lacrymal, je fis sur la tumeur une incision de haut en bas, près du bord osseux dont j'ai déjà parlé, qu'on sentait à la partie intérieure de la tumeur; en sorte que le conduit lacrymal ne pouvait être altéré. Après avoir écarté les parties molles, j'aperçus un sac blanc et luisant qui contenait une matière molle. J'isolai la tumeur des parties environnantes autant que je le pus; mais trouvant qu'elle se plongeait trop vers la cavité du nez, et qu'il était impossible de la séparer entièrement, je me déterminai à l'ouvrir. Il en sortit une matière abondante, visqueuse et grisâtre.

Changemens survenus dans l'orbite

J'extirpai tout ce que je pus saisir avec les pinces en introduisant mon doigt dans la cavité. L'étendue de l'incision était de trois pouces. Je pouvais toucher de la pointe du doigt l'os du palais, la base de la cavité nasale, et entrer dans les sinus frontaux; mais je ne pouvais pas pénétrer jusqu'à l'orbite, ni toucher le globe. Je sentais très-bien, de cette cavité, la paroi interne de l'orbite, qui était pressée en dehors, ainsi que le sac lacrymal et le canal nasal, état duquel avait dépendu la direction du globe et la continuation de l'écoulement des larmes. Cette tumeur sortait donc du sinus frontal, et descendait dans les fosses nasales. Lorsque la matière visqueuse et grisâtre (1) qui formait la tumeur fut écoulée, on apercevait une cavité large et profonde, dont les parois étaient fermés par la membrane pituitaire qui formait un véritable kyste; car s'il n'en eût pas été ainsi, la matière se serait fait jour par les narines.

Cet homme est parfaitement guéri.

(1) Il y en avait cinq onces à peu près.

Muriate de soude contre les taches de la cornée.

EXPÉRIENCES

Sur l'application du muriate de soude contre les taches de la cornée, d'après la méthode de Rust, *de Berlin.*

Les taches qui se forment sur le globe de l'œil au-devant de la cornée n'ont pas toutes leur siége sur cette membrane, comme on pourrait le croire au premier aspect. Plus de la moitié sont le résultat d'épanchements survenus au-dessous de la conjonctive, ou de la lamelle ténue qui recouvre superficiellement la lame externe de la cornée. Ces dernières sont ordinairement produites par la plus légère phlegmasie et se dissipent avec facilité, surtout dans les premiers âges de la vie. Il n'en est pas de même de celles qui affectent des sujets scrophuleux : les vaisseaux se rompent, et il se forme des épanchements plus ou moins considérables.

Les taches sont beaucoup plus étendues et plus rebelles si la phlegmasie a eu son siége dans le tissu fibreux de la sclérotique dont les vaisseaux communiquent immédiatement avec la cornée, parce que l'épanchement a lieu dans la texture même de cette membrane, dont les lames sont unies entre elles par un tissu fibreux, court et serré. Enfin, si l'obstruction est considérable, la matière trouve issue dans la chambre antérieure par l'érosion des lames internes, ce qui constitue une autre maladie dont nous ne parlerons pas ici, ni de l'épaississement de la cornée, accident qui est assez fréquent chez les enfants, même avec peu d'inflammation. Nous allons seulement rendre compte des effets produits par le muriate de soude en poudre, appliqué selon le procédé indiqué par Rust, de Berlin.

Muriate de soude contre les taches de la cornée.

On fait décrépiter au feu le muriate de soude, pour le priver de son humidité, et, après l'avoir réduit en poudre très-fine, on le préserve du contact de l'air, en l'enfermant dans un bocal bouché à l'émeri; puis on s'en sert comme je l'ai indiqué page 132 du dernier Fascicule.

Appliqué de cette manière, le muriate de soude excite sur la cornée une irritation longue et vive dont l'action se fait ressentir dans toute l'étendue de cette membrane, ce qui m'a fait conjecturer que ce médicament pourrait être plus utile que beaucoup d'autres pour opérer la résorption des matières épanchées dans les lames profondes de la cornée. Voici le résultat des expériences que j'ai faites depuis trois mois à la clinique.

I.

Un vétéran de la caserne du Jardin des plantes avait été blessé à la tête, à la bataille de Marengo;

Muriate de soude contre les taches de la cornée.

guéri de cette blessure il demeura sujet, pendant tout l'hiver de l'an 9, a une ophtalmie continue et parfois très-violente de l'œil droit, dont il ne fut entièrement guéri que l'année suivante.

Deux larges taies recouvraient la presque totalité de la pupille et avaient résisté, depuis lors, à tous les moyens employés pour les détruire.

Il vint à la clinique le 14 juin dernier, son œil n'était nullement enflammé, mais les taies paraissaient avoir une épaisseur considérable. Afin de familiariser les yeux au contact du muriate de soude, je commençai à lui instiller quelques goutes de la solution aqueuse, plus concentrée à mesure qu'il paraissait s'y accoutumer; enfin, le 23 juin, je lui appliquai la poudre pour la première fois. J'en mis peu, néanmoins la cuisson fut presqu'intolérable : il survint une rougeur assez forte qui me fit regretter d'avoir commencé aussitôt l'application du sel.

Le 26, l'accident inflammatoire étant dissipé, je réitérai l'application du muriate de soude, mais pour diminuer un peu l'irritation, j'imbibai le pinceau d'eau simple au lieu de le tremper dans la solution aqueuse d'opium, comme je l'avais fait la première fois. L'inflammation fut, en effet, infiniment moindre, et je pus faire une nouvelle application le surlendemain.

Le 28, l'application fut très-peu douloureuse, mais l'œil n'était pas suffisamment dérougi pour que je pusse connaître quels étaient les effets du médicament. Je jugeai nécessaire, afin de pouvoir les apprécier, de suspendre quelques jours jusqu'à ce que l'œil fût redevenu dans son état naturel.

Muriate de soude contre les taches de la cornée.

Le 3 juillet, l'œil était parfaitement dérougi; il était facile de voir que les taies étaient considérablement diminuées.

Ce même jour je fis une application qui irrita peu.

Le 5, une autre application fut faite; et jusqu'au 14 de ce mois, où elles furent cessées, j'en fis sept, après lesquelles les taches ont entièrement isparu.

II.

Une jeune personne envoyée à la clinique par le bureau de charité du 7ème arrondissement, le 11 mai dernier, avait une tache considérable sur la partie inférieure et externe de la cornée de l'œil droit.

L'œil étant très-sain, sans varices ni engorgements, je crus pouvoir faire immédiatement l'application du muriate de soude, et ce même jour me servant d'eau simple, au lieu de solution aqueuse d'opium, je fis ma première application, qui détermina une cuisson assez vive, comme je l'ai remarqué pour toutes les premières applications. — Cette cuisson étant passée, l'œil demeura un peu phlogosé.

Muriate de soude contre les taches de la cornée.

Le 14 mai, seconde application suivie de moins d'irritation.

Le 17, autre application qui produisit un phénomène assez singulier dans la partie de la cornée recouverte par la taie J'y remarquai un boursoufflement très-prononcé qui faisait que toute l'étendue de la taie n'était plus au niveau des autres parties du globe de l'œil, ce qui me fit hésiter si j'appliquerais ou non le muriate de soude ce même jour; cependant ne pouvant attribuer ce changement à l'inflammation dont je n'apercevais aucune trace, j'appliquai le muriate de soude pour la quatrième fois.

Le lendemain, toute la partie spongieuse et molle de la cornée, toute la tache, enfin, paraissait plus élevée encore et plus molle ; je réitérai l'application ce même jour, et la continuai régulièrement tous les jours qui suivirent jusqu'au 30.

La boursoufflure diminua peu-à-peu et semblait se flétrir; la cornée reprit sa première forme, et la taie disparut entièrement au bout d'un mois.

III.

Une femme âgée avait, depuis sept ans, une taie peu épaisse mais très-étendue sur l'œil droit, qui lui était survenue à la suite d'une inflammation occasionnée par un coup qu'elle avait reçu sur cet œil et par l'irritation qu'y avait entretenu, pendant deux ans, la poussière de coton à laquelle elle se trouvait exposée, travaillant dans une filature.

Muriate de soude contre les taches de la cornée.

L'âge de cette femme, et son extrême misère, avaient fait croire à l'incurabilité de sa taie. Refusée dans plusieurs hôpitaux où elle s'était présentée, elle n'avait pu rien faire pour s'en débarrasser.

Elle se présenta à la clinique, le 3 août dernier; depuis ce jour jusqu'au 14 septembre, il fut fait, sur son œil, dix-neuf applications de muriate de soude avec la solution aqueuse et le vin d'opium alternativement; la tache était presqu'entièrement dissipée le 18 septembre, jour où elle a cessé de venir à la consultation.

IV.

Un militaire de 43 ans qui, par suite d'une affection syphilitique dont il avait été guéri, il y a seize ans, était resté dans un état de cécité presque complet, ses yeux étant recouverts de plusieurs albugos réunis par des taies plus ou moins épaisses.

Une pupille artificielle fut pratiquée sur son œil gauche, il y a douze ans environ; elle lui a été utile pendant quatre ans, mais depuis lors il est entièrement aveugle.

Désespéré de sa situation, et résolu à tenter tous les moyens possibles pour obtenir quelqu'amélioration à son état, il se présenta à la clinique, le 28 avril dernier, et demanda à être

Muriate de soude contre les taches de la cornée.

guéri comme l'avait été son camarade du jardin des Plantes. Mais cette guérison ne me semblant pas aussi facile à faire qu'il paraissait le croire, je n'osai me déterminer de suite à faire sur des yeux entièrement voilés par d'anciens épanchements, l'application d'un remède qui, sans produire aucun résultat avantageux pour lui, pourrait peut-être aggraver sa situation, en déterminant une inflammation qu'on ne pourrait plus modérer ensuite. Arrêté par toutes ces considérations, je refusai l'application du muriate de soude, et je proposai d'autres traitements moins actifs, dans la seule intention de contenter ce malade, car je n'espérais pas mieux des uns que des autres.

Mais je ne pus jamais parvenir à le convaincre qu'il y avait du danger à appliquer le muriate de soude, il voulait absolument être traité comme son camarade du jardin des Plantes.

Ce fut donc pour le contenter que je fis, avec une très-grande réserve, l'application de quelques goutes de solution aqueuse de muriate de soude que je réitérai trois fois sans qu'il survint rien de fâcheux sur cet œil.

Mais le malade n'étant pas satisfait, il fallut absolument appliquer la poudre, le pinceau étant imbibé d'eau simple. Elle détermina un peu d'irritation.

Il revint le lendemain et demanda une seconde application, qui fut faite avec la solution aqueuse d'opium.

Muriate de soude contre les taches de la cornée.

Il revint le troisième jour, les globes étaient très-tuméfiés : ils roulaient difficilement sous les paupières, qui n'étaient cependant pas enflammées. L'état des yeux de ce malade, qui ressemblait si bien au précédent, me fit craindre pour la perte totale des yeux ; je conseillai des lotions avec l'eau de laitue et du mucilage de coins ; il le fit et revint le lendemain demander l'application de la poudre. Son courage et l'assurance qu'il me donna qu'il souffrait peu me déterminèrent à tenter une nouvelle application.

Le lendemain les conjonctives et la cornée elle-même étaient boursoufflées et inégalement bosselées comme s'il y eût eu des ulcères.—Je renouvelai l'application sur la demande du malade.

Trois jours après je commençai à apercevoir les rides ou plissures dont j'ai déjà parlé dans l'observation précédente ; je continuai l'application pendant un mois à des époques indéterminées. Les albugos n'ont point disparus, mais ils sont beaucoup plus cernés qu'ils ne l'étaient avant le traitement ; la cornée a repris de la lucidité dans trois points assez étendus de l'œil droit et dans une largeur d'environ une ligne et demie sur la partie inférieure du gauche. Le malade aperçoit très-bien maintenant les objets qui sont devant lui ; il distingue des masses et peut se conduire facilement ; mais il voit plus distinctement les objets lorsqu'il bande un de

Muriate de soude contre les taches de la cornée.

ses yeux. Le gauche lui sert mieux que le droit, quoiqu'il y ait une bien moins grande partie de la cornée qui soit détergée, sans doute parce qu'il aperçoit les rayons lumineux par un point unique. — l'occlusion momentanée de l'un ou de l'autre de ses yeux augmente l'action de celui qui demeure découvert; c'est ordinairement le droit qu'il recouvre d'un bandeau.

V.

Cinq aveugles dont les cornées étaient recouvertes par des albugos partiels plus ou moins étendus, mais qui avaient néanmoins conservé assez de lumière pour pouvoir se conduire, ce qu'ils appellent avoir *un point de vue*, désirèrent faire sur leurs yeux l'application du muriate de soude dont ils avaient entendu parler favorablement. Je leur représentai que pour un avantage très-précaire ils couraient la chance de perdre la faculté qu'ils avaient d'apercevoir des masses à quelque distance. Ils insistèrent et je fis l'application du muriate de soude dans l'ordre suivant:

1°. Le plus jeune de ces aveugles, dont les cornées étaient louches et d'un gris sale et cendré, reçut vingt-sept applications, dont treize simples et quatorze avec la solution d'opium; l'œil s'enflamma dès les premières applications, ce qui m'obligea à suspendre; ce sujet n'a éprouvé aucune amélioration dans son état.

2°. Le second, qui était scrophuleux, avait un très-gros albugo qui recouvrait la presque totalité de la cornée de l'œil droit et une grande partie de la pupille du gauche, et voyait moins que ses camarades. Le muriate de soude détermina une inflammation qui avait son siége autour seulement de l'albugo, qui étoit cerné d'une zone rose comme on en voit dans l'iritis syphitique. La tumeur se flétrit comme les précédentes; elle ne disparut point en totalité, mais elle diminua beaucoup, et le champ de la vision fut sensiblement augmenté.

Muriate de soude contre les taches de la cornée.

3°. Le troisième avoit sur les cornées, presqu'en face de la pupille, des taches étoilées comme la brisure d'une glace qui rayonne autour d'un point central. Le muriate de soude ne lui fut d'aucun avantage; il lui sembla au contraire que les intervalles qui existaient entre chaque rayon, devenus plus opaques, s'opposaient à ce qu'il pût voir aussi distinctement.

4°. Le quatrième, dont l'iris était collée à la face postérieure de la cornée, qui était elle-même opaque sur plusieurs points, supporta pendant deux mois l'application de la poudre délayée avec du laudanum, et s'en est bien trouvé.

5°. Le cinquième, qui avait eu les yeux désorganisés par la petite vérole, à l'âge de six ans, pouvoit à peine discerner la clarté du soleil. Une foule de taies, confondues les unes avec

Muriate de soude contre les taches de la cornée.

les autres, formaient comme une masse opaque, recouvrait la totalité de la cornée. Vingt-sept jours de l'application du muriate de soude ont diminué isolément chacune de ces taies, et par suite l'ensemble qu'elle formaient. Ce jeune aveugle est celui qui a retiré le plus d'avantages de ce traitement; il ne peut point travailler, mais il peut facilement se conduire et distinguer des masses.

Beaucoup d'autres épreuves ont été faites à la clinique, desquelles il est résulté que le muriate de soude peut être appliqué avec quelqu'avantage, comme excitant pour obtenir la résorption plus ou moins complète des taies chez des sujets peu avancés en âge, et la diminution de la circonférence de quelques albugos récents.

GUILLIÉ.

Sur une cataracte passée spontanément dans la chambre antérieure, reportée dans la chambre postérieure, et déprimée sous le corps vitré.

Cataracte passée dans la chambre antérieure.

OBSERVATION

Recueillie à la clinique de M. le Professeur Dupuytren, *à l'Hotel-Dieu, par M.* Marx, *Chirurgien interne de cet hôpital.*

Lorsque le cristallin passe de la chambre postérieure dans l'antérieure, quelle que soit la cause de ce déplacement, deux partis peuvent être pris : faire l'extraction du cristallin ou attendre sa résorption.

En suivant le premier, on expose le malade à tous les inconvéniens attachés à cette méthode.

En attendant la résorption qui, dit-on, est plus prompte dans la chambre antérieure que dans la postérieure, on expose certainement l'œil à des accidens inflammatoires très-graves; d'ailleurs on ne peut savoir quand elle aura lieu, car nous avons vu à l'Hôtel-Dieu des malades chez lesquels cette résorption n'avait point eu lieu au bout de deux ans. Toujours, dans ces cas, les praticiens emploient l'une de ces deux méthodes, et les auteurs n'ont jamais, jusqu'à ce jour, indiqué que ces deux moyens. M. le professeur Dupuytren est le premier qui, après avoir traversé la sclérotique, la chambre postérieure, et être parvenu dans l'antérieure, ait,

Cataracte passée dans la chambre antérieure.

avec son aiguille, accroché le cristallin, l'ait fait repasser à travers la pupille préalablement dilatée à l'aide de quelques gouttes de solution d'extrait de belladonna, de la chambre antérieure dans la postérieure, et l'ait ensuite abaissé au fond de l'humeur vitrée. Le succès complet qui a couronné cette opération nouvelle, est une preuve de plus à ajouter aux nombreux avantages que présente l'abaissement, et offre un cas de plus où cette méthode peut être employée de préférence à l'extraction.

Le nommé Philippe Petit, ancien militaire, âgé de trente-quatre ans, entra à l'Hôtel-Dieu le 2 novembre 1819, pour s'y faire traiter d'une cataracte passée spontanément dans la chambre antérieure.

Il y a environ quatorze ans que le malade s'aperçut, pour la première fois, que sa vue commençait à s'affaiblir du côté gauche. Bientôt il lui sembla voir tous les objets enveloppés d'une gaze; enfin il ne put distinguer le jour d'avec la nuit. Il ne sait à quelles causes attribuer le développement de cette maladie. (Ce militaire attribue cependant sa cataracte au vent d'un boulet de canon qui lui passa devant les yeux. Je ne rapporte cette prétendue cause que pour en démontrer l'absurdité.) Jamais il n'a reçu de coups ou fait de chute sur la tête. Depuis fort long-temps il ne s'occupait plus de son œil, lorsque, il y a quinze jours, en se baissant pour soulever un fardeau, il éprouva une vive douleur à l'œil gauche, et eut la sensation d'un déplacement qui s'y opérait. Les douleurs augmentèrent, l'œil devint rouge, larmoyant. Ces accidens l'engagèrent à entrer à l'hôpital. Il se trouvoit alors dans l'état suivant :

Cataracte passée dans la chambre antérieure.

La chambre antérieure de l'œil gauche est presque complètement remplie par un corps plat, arrondi, d'un blanc nacre, formé par le cristallin devenu opaque, et qui occupe exactement, en avant de l'iris, la place qu'il occupait en arrière de cette membrane; l'œil est rouge, enflammé, douloureux et larmoyant, les paupières sont tuméfiées, le malade est tourmenté par des céphalalgies, vives et continues.

Préparé à l'opération par un bain et un purgatif, elle fut pratiquée de la manière suivante :

La pupille ayant été dilatée à l'aide de quelques gouttes d'extrait de Belladonna qui avaient été instillées, dès la veille, entre les paupières. Le malade couché dans son lit, la tête fort élevée (cette position est celle dans laquelle M. le professeur Dupuytren opère tous les malades affectés de cataractes; il évite aussi de faire passer le malade à travers des salles dont les températures variées peuvent déterminer l'inflammation de l'œil, et surtout il évite les mouvemens qui donnent si souvent lieu à l'ascension du cristallin), l'aiguille fut enfoncée dans la sclérotique, à deux lignes environ de

Cataracte passée dans la chambre antérieure.

son union avec la cornée transparente. M. Dupuytren, dans la chambre antérieure, accrocha le cristallin, le fit repasser dans la chambre postérieure, au fond de laquelle il le retint abaissé, pendant quelques instans, au niveau de l'axe des rayons visuels. Alors l'aiguille fut retirée, et le malade put voir la main qui venait de lui rendre la lumière, et les nombreux élèves qui entouraient son lit. Un bandeau fut placé audevant des yeux, on ferma à la lumière tout accès dans le lit du malade; celui-ci fut mis à la diète et à l'usage de boissons délayantes.

Le soir, le malade est très-bien; il n'éprouve point de douleurs à la tête non plus qu'à l'œil.

Le lendemain, un peu de douleur s'est déclarée à l'œil; une saignée de deux poëlettes est pratiquée à l'un des pieds; boissons délayantes, lavemens purgatifs, pédiluves synapisés.

Le troisième jour, on examine l'œil : il est moins rouge, la douleur est dissipée, les paupières ne sont plus tuméfiées, le cristallin n'est pas repassé dans la chambre antérieure, il n'est pas non plus remonté. Le malade voit très-bien.

Enfin, le cinquième jour de l'opération, le malade voulut quitter l'hôpital. Il avait la pupille parfaitement nette, il voyait très-bien, et n'éprouvait plus la moindre douleur.

Revu plusieurs fois depuis sa sortie, ce malade a été constamment trouvé dans un bon état, et voyant parfaitement bien.

LÉSION DES YEUX

Produite par la détonation de l'argent fulminant.

Lésion des yeux par la détonation de l'argent fulminant.

Monsieur Liebsch, marchand à Stralsund, préparait, le 2 février 1817, de l'argent fulminant pour faire des allumettes.

Il avait appris la manière de préparer cet argent d'un mécanicien qui voyageait. Son procédé consistait à faire bouillir, dans une fiole de verre, la solution de nitrate d'argent, en le précipitant par une quantité suffisante d'alcool. L'oxide d'argent, préparé de cette manière, n'a pas la propriété de détonner aussi promptement que l'argent fulminant ordinaire; cependant la détonation et l'intensité de l'explosion ont également lieu, comme va le prouver l'histoire suivante.

Le sieur Liebsch voulait réunir une préparation ancienne et desséchée avec une nouvelle, dans un fort verre blanc, dont la partie supérieure avait été brisée à la hauteur d'un pouce environ. Il avait exécuté ce mélange avec une baguette de bois blanc, sur laquelle il restait un peu de poudre, qu'il voulut en détacher en frappant cette baguette contre les bords du verre. Il est

Lésion des yeux par la détonation de l'argent fulminant.

probable qu'une partie de l'argent fulminant contenu dans le verre fut agité trop fortement par le mouvement de la baguette : une explosion terrible en fut la suite.

Le malheureux Liebsch était seul dans sa chambre lorsque cet événement affreux arriva ; mais tous les habitants de la maison, qui ressentirent la commotion, furent tellement effrayés, qu'ils quittèrent à l'instant leur chambre pour s'enfuir.

Au même moment, je fus appelé auprès du blessé (1); je le trouvai dans l'état le plus déplorable : sa figure, ses mains et ses habits étaient tellement couverts de sang qu'on ne pouvait d'abord rien distinguer. La première parole qu'il proféra fut que ses yeux étaient perdus sans ressource, que je pouvais me retirer; il me pria seulement de donner des soins à sa mère qui était évanouie, ce que je fis pour le satisfaire. Puis, j'examinai ses yeux que je trouvai dans un état qui laissait, en effet, peu d'espoir de guérison. Les paupières, qui étaient déchirées par une quantité prodigieuse de petits morceaux de verre, étaient ouvertes, et le malade ne pouvait les rapprocher. On ne pouvait rien distinguer de la couleur naturelle de l'œil et de ses membranes internes; le globe avait l'aspect d'une masse ovale de couleur de papier

---

(1) M. Wate, médecin à Stralsund.

gris. Les téguments du reste de la figure étaient lacérés aussi par les petits morceaux de verre qui y étaient comme incrustés; ses mains étaient tellement couturées qu'on pouvait à peine apercevoir une portion intacte de la peau, et les ongles étaient déchirés en plusieurs morceaux.

Lésion des yeux par la détonation de l'argent fulminant.

La première chose que je pus conseiller momentanément au malade, fut de faire couvrir les parties lésées, ainsi que les yeux, de compresses trempées dans l'eau froide, ce qui fut répété souvent, pendant qu'on le déshabillait, et jusqu'à ce qu'il fût placé dans son lit.

Je lui prescrivis ensuite le collyre suivant:

℞ Acétate de plomb liquide.......	gr.	iij.
Extrait de jusquiame..........	gr.	xij.
Eau distillée..................	℥	x.

Et plus tard, pour arrêter l'écoulement du sang qui continuait sur la figure et au cou, je lui ordonnai :

℞ Mixture vulnéraire acide.......	āā ℥ ij.
Eau distillée..................	

Le collyre fut appliqué de suite avec des compresses placées sur les yeux. Les mains et la figure furent enveloppées de linges imprégnés d'eau vulnéraire.

Peu à peu, le malade commença à sentir ses souffrances, et à chaque minute ses yeux et les autres parties blessées devenaient plus doulou-

Lésion des yeux par la détonation de l'argent fulminant.

reuses. Les fomentations ne pouvaient tempérer la chaleur. J'instillai moi-même le collyre avec la cuillère de Daviel et un pinceau, en tâchant, chaque fois que je réitérais l'application de ce médicament, d'enlever quelques morceaux de verre. Cette méthode réussit assez bien. Les paupières, qui s'étaient spasmodiquement fermées,.occasionaient, par leur pression sur le globe, de très-grandes douleurs. — En plaçant le malade dans un jour modéré, j'écartai peu à peu les paupières, et en promenant le pinceau sur la bulbe j'enlevai une quantité considérable de ces petits morceaux de verre ; car, en nétoyant le pinceau entre mes doigts, il y restait comme des grains de sable. Je pus observer facilement les endroits où de plus grands morceaux étaient fichés, et je les détachai peu à peu avec la cuillère de Daviel. Je prescrivis ensuite, pour modérer la violence de l'ophtalmie, le purgatif suivant :

℞ Tartrate ant. de potasse............ gr. j.
Muriate d'ammoniaque............ ℥ iij.
Extrait de pissenlit................ ℥ ß.

Faites dissoudre dans,

Eau de sureau...................... ℥ v.

Ajoutez,

Teinture aqueuse de rhubarbe...... ℥ j.

Cette mixture, qui fut donnée toutes les deux heures, pendant la nuit, à la dose d'une cuillère à bouche, évacua légèrement.

On continua jusqu'à onze heures du soir le traitement extérieur. Alors la couleur grisâtre des yeux diminua, finit par se perdre insensiblement, et les diverses parties de l'œil devinrent apparentes, et je pus m'assurer que le globe n'avait pas beaucoup de blessures profondes, et que les morceaux de verre avaient seulement percé la conjonctive, et pénétré en les contondant dans les lames extérieures de la sclérotique. J'observai sur la cornée de l'œil droit un point noir, et je m'aperçus que cette membrane était ridée et flasque, ce qui me fit croire qu'un morceau de verre entré diagonalement l'avait divisée, et que l'humeur aqueuse s'était écoulée par suite de cette blessure, en entraînant l'iris à l'ouverture. J'instillai, de suite, quelques gouttes de la solution aqueuse d'extrait de jusquiame pour exciter la contraction de l'iris; et, lorsque j'eus supposé que le remède avait agi, je cherchai à réduire avec une sonde d'argent la partie de l'iris qui se présentait à l'ouverture de la plaie; ce qui réussit parfaitement, et depuis lors, le malade s'est trouvé fort soulagé. Afin d'éviter un nouveau prolapsus de l'iris, je maintenais la pupille dans un état continuel de dilatation par des instillations fréquentes de jusquiame.

Lésion des yeux par la détonation de l'argent fulminant.

Il survint une fièvre assez forte avec soif, et sécheresse à la peau; le malade but de l'eau de Sedlitz avec du suc de citron et du sucre, ce qui

Lésion des yeux par la détonation de l'argent fulminant.

parut le soulager : son état fut le même jusqu'au lendemain. On lui donna moins fréquemment la mixture laxative, parce que des selles copieuses survinrent naturellement.

Les symptômes de la maladie s'amélioraient : on continua l'usage de tous les remèdes prescrits jusqu'au quatrième jour ; mais les yeux ne pouvant plus supporter les fomentations froides, on fit tiédir le collyre. Plusieurs ecchymoses qui s'étaient formées sous la conjonctive, m'empêchaient de reconnaître s'il y avait encore du verre ; mais j'en apercevais quelques fragments dans les lieux où l'extravasation était moins forte.

Les paupières étaient encore tellement rapprochées, que les larmes, qui, dans les premiers moments, avaient flué avec abondance, étaient entièrement supprimées, et, retenues sous les paupières par leur violente contraction, s'y accumulaient au point de les porter en avant, ce qui m'obligeait à les écarter souvent pour faciliter l'écoulement des larmes et l'entraînement des morceaux de verre.

Le malade est âgé de quarante-cinq ans, petit et maigre, et a les cheveux noirs, les yeux foncés, la fibre forte, très-sujet à l'ictère et aux maladies du foie ; il a l'aspect d'un bilieux. Aussi les accidents secondaires qui se sont manifestés pendant sa maladie ont-ils tous participé de ce tempérament. Il avait perdu beaucoup de sang par les blessures des mains et de la face, ce qui dispensa, malgré la violence de l'inflammation, d'avoir recours aux saignées locales, les anti-phlogistiques indiqués ayant été suffisants.

Lésion des yeux par la détonation de l'argent fulminant.

Les tégumens de la face et les paupières se détuméfièrent peu à peu. Je fus obligé d'extraire avec des pinces, beaucoup de morceaux de verre de différentes formes; il en est même que je ne pus enlever qu'en dilatant les plaies.

Les mains avaient toujours été baignées avec de l'eau vulnéraire. A chaque fomentation on enlevait quelque morceau de verre; les plaies, dont une grande partie n'étaient que superficielles, étaient fermées par du sang coagulé, et une humeur puriforme s'accumulait au-dessous. Pour empêcher l'accumulation du pus et les fistules qui en auraient été la suite, je fis appliquer des cataplasmes émollients. Les parties agglutinées se décolèrent bientôt. Par ce procédé, j'enlevai des plaies une grande quantité de verre, et par l'incision des clapiers où le pus était retenu, je procurai le recolement des parties. Le malade éprouva beaucoup de soulagement de ce traitement. Je continuai pendant huit jours l'usage des cataplasmes, et je finis par panser les plaies avec de l'onguent de guimauve, auquel j'ajoutai un huitième de baume du Pérou.

L'irritabilité des yeux, qui était toujours très-forte, empêchait qu'on pût les ouvrir; mais ils

Lésion des yeux par la détonation de l'argent fulminant.

s'éclaircissaient, et les ecchymoses disparurent peu à peu. Chaque fois que j'ouvrais les yeux je tâchais de reconnaître les lieux où il restait du verre, et je faisais en sorte de l'enlever sans fatiguer l'œil. Le collyre ne pouvait être employé qu'à de longs intervalles, à cause de la sensibilité de l'œil et des douleurs lancinantes que le malade y ressentait, lesquelles coïncidaient avec d'autres douleurs du front et des sourcils.

Je fis appliquer sur les paupières et le front, aussi chaud que le malade pouvait les supporter, des cataplasmes émollients, dans lesquels il entrait de la ciguë; il en éprouva un grand soulagement. Les douleurs vagues du front et de l'orbite, et la sensibilité des yeux diminuèrent beaucoup. Je pus ensuite reprendre l'extraction des morceaux de verre; mais comme les plus apparents avaient été enlevés, ceux qui restaient étaient fortement adhérents à la sclérotique, et ni le pinceau ni la cuillère de Daviel ne pouvaient les détacher; je me servis, avec avantage, de l'aiguille à kératonyxis de Langembeck, je la conduisais sous le morceau de verre, et je parvenais, au moyen d'un petit ébranlement, à les détacher.

Cependant il y avait des morceaux qui avaient pénétré si avant, que l'aiguille, en quelque sens qu'elle fût présentée, glissait toujours sans pouvoir l'enlever, et lorsque j'avais voulu insister trop long-temps sur cette manœuvre, les yeux devenaient rouges, inquiets, et un larmoiement considérable m'obligeait bien vite à cesser. J'étais forcé alors de suspendre l'extraction du verre pendant plusieurs heures, et de diminuer par le repos l'extrême sensibilité de l'œil. Le gauche, qui avait été moins lésé que le droit, était aussi moins impressionnable. Les morceaux de verre n'avaient pénétré que superficiellement la conjonctive; mais l'œil droit se trouvait bien plus gravement affecté. Les morceaux de verre avaient pénétré plus profondément; un grand nombre avait même divisé de part en part les membranes, et se trouvaient dans la cavité de l'œil.

Lésion des yeux par la détonation de l'argent fulminant.

Le treizième jour après l'accident, la plaie de la cornée me parut tellement guérie que je crus pouvoir reprendre l'extraction de ce qui restait. J'avais remarqué deux morceaux de verre au-dessus et au-dessous de la plaie. Mais je fis inutilement plusieurs tentatives avec l'aiguille à cataracte. Les morceaux étaient trop fixés, et l'aiguille glissait toujours. Il ne me restait d'autre moyen que la dilatation; je la fis avec un cératotome ordinaire par une incision profonde dans la cornée, et avec l'aiguille j'enlevai le morceau supérieur; mais celui qui se trouvait au bas était encore plus grand que l'autre; il me fallut aussi inciser la cornée, et je détachai ce morceau de verre qui était de la grosseur de la tête d'une épingle; l'humeur aqueuse s'écoulait, et la cor-

Lésion des yeux par la détonation de l'argent fulminant.

née se ridait. L'œil n'avait pas beaucoup souffert de ces deux opérations; au contraire le malade se portait de mieux en mieux, les mains étaient presque guéries; le canal intestinal, qui était devenu paresseux, fut mis en action par des pilules apéritives auxquelles j'ajoutai, vers la fin, des aloëtiques, et tout faisait espérer une prompte guérison.

Mais dans la nuit du dix-septième au dix-huitième jour, toute la scène changea. Le malade, qui avait éprouvé le jour précédent quelques contrariétés qui avaient été exaspérées par son tempérament et son caractère irascible, s'était exposé à l'air froid, et avait eu une fièvre rhumatique produite par la suppression de la transpiration. Des douleurs rhumatismales aiguës s'étaient fixées sur les régions orbitaires.

Je fis transporter le malade dans une chambre plus chaude et plus sèche que la sienne. Je lui donnai sur-le-champ une prise de calomel et de jalap. Les yeux furent couverts avec des coussins camphrés et remplis d'espèces aromatiques. On frottait toutes les deux heures la région susorbitaire et les tempes avec un mélange de parties égales d'huile de cajaput, éther sulfurique, teinture d'opium.

On plaçait quelques gouttes de ce mélange dans le creux de la main, on l'échauffait par le frottement, et on le faisait évaporer devant l'œil.

Après qu'il eut eu des évacuations suffisantes,

je lui fis prendre toutes les trois heures la poudre suivante dans de l'eau :

Lésion des yeux par la détonation de l'argent fulminant.

℞	Calomel......................	gr. j. ß.
	Camphre	gr. ij.
	Opium	1/4.

Les yeux, qui étaient souvent secs, rouges et douloureux, furent recouverts avec des compresses trempées dans du lait tiède, et avec le collyre suivant alternativement.

℞	Fleurs de sureau................	℥ ß.
	Eau bouillante................	℥ v.

Ajoutez :

Muriate suroxigéné de mercure.	gr. ij.
Extrait de jusquiame..........	gr. vj.
Teinture d'opium..............	℈ j.

Mêlez.

Ces remèdes produisirent un très-bon effet, et leur application fut souvent renouvelée. Les purgations avaient fait disparaître l'embarras gastrique, et les douleurs rhumatismales avaient presqu'entièrement cédé au régime par lequel on les avait combattues.

Le malade prit ensuite trois fois par jour huit pilules composées comme suit :

℞	Gomme de gayac amoniacale....	℥ iij.
	Extrait d'aconit...............	℥ j.
	—— ellébore noir..........	℥ iij.

Faites des pil. de 2 gr.

Lésion des yeux par la détonation de l'argent fulminant.

On réappliqua les cataplasmes émollients avec la ciguë; et, pour dissiper entièrement le boursoufflement de la conjonctive, je prescrivis l'instillation de quelques gouttes de teinture simple d'opium dans deux onces d'eau distillée.

L'œil gauche s'améliorait chaque jour, et le 20 mars suivant on put le découvrir; mais il n'en fut pas de même du droit, qui demeura encore long-temps sensible. On continua les remèdes anti-rhumatiques, principalement les frictions avec l'huile de Cajeput, qui avaient procuré un grand soulagement.

On voit maintenant dans l'angle interne de l'œil droit un point rougeâtre qui s'agrandit peu à peu, et que j'avais pris d'abord pour un boursoufflement de la conjonctive, si sujette à des désorganisations morbifiques pendant les maladies des yeux, et j'appliquai des collyres astringents; je touchai la partie malade avec la teinture d'opium simple; ensuite avec la dissolution de pierre divine réunie à la teinture d'opium; et plus tard, pour terminer la cure, je la touchai avec un pinceau humecté légèrement et trempé dans de la poudre d'oxide rouge de mercure. Cette élévation, qui avait acquis de la dureté et de l'étendue en surface comme une grosse lentille, se détruisait après chaque application; mais elle ne disparaissait cependant pas entièrement, cela devait être puisque c'était là où devait se trouver le plus gros morceau de verre.

Lésion des yeux par la détonation de l'argent fulminant.

J'avais examiné l'œil si souvent et avec tant d'attention, que même aidé d'un microscope, je ne pouvais plus y apercevoir de corps étrangers. J'avais déjà enlevé de cet œil droit, avec l'aiguille à cataracte, quinze morceaux de verre, sans compter ceux que j'avais détachés avec le pinceau, ou qui avaient été entraînés par les larmes.

M'apercevant que rien ne pouvait faire disparaître cette tumeur qui, diminuée, demeurait stationnaire, je me déterminai à y faire une incision avec le cératotôme. Je sentis d'abord la présence du verre lorsque l'instrument eut pénétré; j'agrandis la plaie, et à l'aide de pinces fines, j'enlevai un morceau de verre triangulaire de la grandeur de deux lignes environ (1).

On humectait l'œil plusieurs fois par jour avec un collyre rendu excitant par quelques gouttes

(1) L'auteur n'a plus reparlé des fragments de verre qu'il supposait avoir pénétré dans l'œil, sans doute parce qu'il n'aura pu les retrouver. On sait que des corps étrangers de cette nature peuvent demeurer dans les humeurs de l'œil sans que la vision soit troublée. Il est arrivé à MM. Scarpa, Quadry, Wenzel et à moi-même que des pointes d'aiguilles ou cératotômes se soient rompues en pénétrant dans la cornée et soient demeurées dans les chambres de l'œil, sans que les malades en aient ressenti la moindre douleur. N. D. R.

Lésion des yeux par la détonation de l'argent fulminant.

de teinture d'opium. Quatorze jours après on a pu enlever la bande, et l'œil est actuellement parfaitement rétabli. Il ne reste qu'une tache légère sur la cornée qu'on peut considérer comme une cicatrice, résultat bien naturel de tant de blessures. Il y a déjà trois ans que ce tragique événement est arrivé. Il n'existe plus la moindre sensibilité. Le malade a repris ses anciens travaux.

AMAUROSE PÉRIODIQUE.

Observation recueillie par M. PILLIEN.

Amaurose périodique.

VICTOIRE F...., âgée de cinquante-deux ans, d'un tempérament lympathique, et d'une constitution cachectique, vint à la consultation, le 11 juillet dernier, pour une maladie des yeux.

Suivant mon habitude, je ne fis point de questions à la malade; j'examinai d'abord ses yeux. J'ai toujours regardé cette marche comme fort utile, pour établir par l'inspection seule les signes caractéristiques d'une affection quelconque des yeux ; mais si elle sert à diriger le médecin dans l'ordre et dans la nature des questions qu'il doit adresser au malade, elle n'exclut pas les examens extérieurs. Ceux là doivent confirmer, faire rejeter ou modifier l'opinion que le médecin s'est faite dès le principe.

Je vis l'œil gauche affecté d'une cataracte bien prononcée; un état morbide de la capsule du cristallin, une altération de l'iris, quoique très-mobile encore, et exécutant les mouvements qui lui sont naturels lorsqu'il est exposé aux divers degrés de lumière. L'œil droit ne me présenta rien d'extraordinaire; je remarquai seulement

Amaurose périodique.

une certaine langueur dans les mouvements de l'iris.

Ce fut alors que j'interrogeai la malade; elle m'apprit que, dès l'âge de deux ans, elle avait éprouvé une violente ophtalmie, dont elle avait été soignée par une bonne femme qui lui introduisait, chaque jour, dans les yeux, quelques petites portions d'une pommade grise. Le résultat d'un pareil traitement fut la perte de l'œil gauche; et si Victoire ne devint pas complètement aveugle, elle le dut aux efforts de la nature qui, dans cette circonstance comme dans tant d'autres, triompha de l'ignorance du médicastre, et lui conserva l'œil droit, dont les facultés se rétablirent insensiblement. Victoire éprouva plusieurs maladies graves pendant sa jeunesse; mais arrivée à vingt ans, elle se maria et jouit d'une assez bonne santé. Elle perdit ses règles à quarante ans; une vive frayeur en fut la cause.

Pendant l'automne de 1819, elle fut prise d'une fièvre intermittente, dont elle ne put pas indiquer exactement le type; mais elle se rappelle bien que les accès revenaient tous les jours après-midi, et étaient surtout accompagnés d'un frisson et d'une grande soif.

Cette fièvre, contre laquelle on ne dirigea aucun secours, dura pendant tout l'hiver; les heureuses influences du printemps n'agirent que faiblement sur cette maladie, qui ne disparut que vers la fin du mois de mai : encore la malade resta-t-elle si faible, qu'elle reconnut la nécessité d'entrer dans un hôpital. On lui administra des potions cordiales qui lui firent du bien, au point que, se croyant entièrement guérie, elle quitta l'hôpital. Amaurose périodique.

Peu de jours après elle se crut attaquée d'une nouvelle maladie qui l'effraya beaucoup.

Etant sortie un soir vers huit heures, l'œil droit, le seul dont dont elle pût se servir depuis l'âge de deux ans, se troubla tout-à-coup; les objets dont elle était entourée lui parurent enveloppés d'un nuage épais, et en quelques minutes elle fut plongée dans des ténèbres si épaisses, qu'elle se crut aveugle. Ramenée chez elle, elle se livra au désespoir, et passa la moitié de la nuit dans une agitation extrême; enfin elle s'endormit. Quelle fut sa surprise en s'éveillant le matin! Sa cécité avait disparu complètement; elle voyoit tout aussi bien qu'auparavant; mais sa joie fut de courte durée; les accidents de la veille reparurent le soir à la même heure. Devenue aveugle de nouveau, elle resta dans cette désagréable position jusqu'au lendemain matin, que l'œil reprit insensiblement la faculté qu'il avait perdue. Cette cécité avait déjà reparu périodiquement six jours de suite, toujours à la même heure et avec la même violence; mais sans frisson, sans soif et sans douleurs de tête, lorsque la malade me consulta.

Amaurose périodique.

Sa constitution lymphatique, l'état de faiblesse dans lequel elle se trouvait, les accès de fièvre intermittente qu'elle avait éprouvée, quoique cette fièvre eût été irrégulière, la négligence qu'elle avait mise dans le traitement, sa durée et sa disparition, due à l'influence du printemps, et à l'action de quelques remèdes toniques et stimulants, me donnèrent l'idée que cette femme avait contracté une disposition aux fièvres d'accès.

Ces considérations, jointes à la périodicité de la maladie actuelle, et à la nature protiforme des fièvres intermittentes qui affectent si souvent des formes bizarres, me firent considérer cette cécité comme le symptôme prédominant d'une fièvre intermittente quotidienne (1). Convaincu que bien que le médecin doive, en général, dans le traitement, s'attacher au fond de la maladie plutôt qu'aux symptômes, je dirigeai mes vues térapeutiques sur le symptôme toujours plus dangereux, dans ce cas, que la maladie même. — J'eus recours au quinquina. — Le ventre étant souple et sans embarras, elle prit toutes les heures deux cuillerées d'une po-

(1) On trouve, dans les auteurs, des exemples nombreux d'amaurose périodique. MM. Demours, dans son Traité des Maladies des Yeux, et Boyer dans son Cours de Chirurgie-pratique, en ont décrit beaucoup qui présentaient des anomalies fort singulières

tion faite avec une décoction d'une demi-once de kina, mêlée avec une demi-once de cette substance en poudre, et une once de sirop de canelle. Je lui conseillai en même temps de frictionner les sourcils et les tempes avec un esprit aromatique, dans l'intention d'irriter extérieurement les nerfs qui sont en rapport avec les organes de la vue. Cette précaution me parut d'autant plus nécessaire que je remarquai une certaine pesanteur, de la langueur et des difficultés dans le mouvement de la paupière de l'œil gauche, comme il arrive dans le début d'une *blepharopégie*. Les accidents, dès le troisième jour, revinrent une demi-heure plus tard; l'amaurose fut moins complète, et la malade put percevoir, quoique légèrement, les rayons lumineux. Cette maladie diminua chaque jour, et le huitième, il n'existait plus aucun phénomène fâcheux. Je fis continuer encore l'usage du spécifique pendant huit jours. Ce temps suffit pour assurer la guérison, et rendre à Victoire une santé dont elle n'avait pas joui depuis longtemps.

Amaurose périodique.

Iritis chronique.

COMMENTATIO OPHTALMICA

De iritide chronicâ ex Kératonyxide sub ortâ.
Auctore H.-B. SHINDLER (1)

L'auteur divise l'iritis en idiopathique et sympathique. Parmi les causes qui produisent la première espèce, il cite l'extraction de la cataracte, la dépression par la sclérotique, la formation d'une pupille artificielle, les blessures du globe de l'œil, etc., tandis que l'iritis sympathique est le plus souvent produit, selon lui, par un vice siphylitique ou arthritique.—Ces deux espèces ont une marche plus rapide que l'iritis, occasionée par des plaies ou des piqûres de la cornée, pénétrantes dans la chambre antérieure. Celle qui résulte de la kératonyxis diffère surtout des deux autres, et comme elle est principalement caractérisée par sa marche plus lente, l'auteur lui donne l'épithète de *chronique*. — Ses symptômes sont les suivans : le plus souvent la première, quelquefois la troisième, quatrième ou cinquième nuit après l'opération, le malade est pris de douleurs profondes dans l'œil et dans la région susorbitaire et frontale, douleurs assez vives pour le priver du sommeil, et qui se

(1) Laug. neue Bibliothek, for ophthalm., p. 101.

prolongent jusque vers le matin, s'apaisent alors et sont presque nulles pendant le jour, mais reparaissent de nouveau à l'approche de la nuit. La sensibilité de l'œil à l'aspect de la lumière et l'écoulement des larmes sont très-augmentées. — La sclérotique devient d'un rouge vif autour de la cornée, et la conjontive, d'abord transparente, s'enflamme bientôt de même, mais cette inflammation des parties extérieures de l'œil, n'arrive jamais à un très-haut degré. — C'est la cornée qui souffre plus spécialement; elle perd son éclat dès l'invasion de la maladie, devient généralement opaque quand la désorganisation a fait des progrès ultérieures, sa face postérieure prend une couleur jaunâtre. L'humeur aqueuse se trouble et devient blanchâtre; on n'aperçoit plus la pupille qui auparavant se montroit rétrécie, immobile et déplacée. — L'auteur n'a jamais vu l'iris s'approcher vers la cornée et diminuer ainsi la capacité de la chambre antérieure; au contraire, le bord de la pupille se tourne en arrière, quand la maladie est un peu plus avancée. — Les douleurs diminuent peu-à-peu, mais reparaissent de nouveau, après des intervalles plus ou moins longs. — Le malade perd l'appétit; des symptômes gastriques, accompagnés de fièvre, surviennent. — La plaie de la cornée, qui s'était fermée les premiers jours, et dans laquelle l'auteur n'a jamais vu une suppuration se former, devient

Iritis chronique.

Iritis chronique.

peu à peu transparente, et l'humeur aqueuse troublée est résorbée après huit à quinze jours. — Si du sang ou du pus ne l'empêchent pas, on voit alors l'iris dans l'état déjà indiqué plus haut. — La maladie, parvenue à cette période, peut se terminer de trois manières différentes. — Si le malade est d'une bonne constitution, si l'inflammation n'a pas été très-vive, si les remèdes convenables ont été employés, alors on observe seulement la pupille rétrécie, angulaire, et son bord libre tiré en arrière; la couleur de l'iris n'est point changée, mais cette membrane est immobile, de manière que ni la lumière, ni l'application de la belladonna ne peuvent exercer la moindre influence sur elle. — Si l'inflammation a été plus violente, et si le traitement convenable a été négligé, alors on observe de plus, dans la pupille immobile, de petits filamens blancs, qui, d'après l'auteur, font le premier degré du *synizezis pupillæ*.—L'inflammation subsiste encore, et les douleurs nocturnes reviennent de temps en temps. — Les exsudations lymphatiques augmentent peu à peu, et le malade voit moins clair; la guérison par résorption est pourtant encore possible. — Enfin, le cas le plus malheureux est celui où le rétrécissement de la pupille va toujours en augmentant, ainsi que l'exsudation de la lymphe, au point de laisser à peine au malade la faculté de distinguer l'obscurité du jour. L'iris est alors fortement tirée en arrière, les douleurs nocturnes tourmentent encore quelques semaines le malade.

Iritis chronique.

L'iritis chronique diffère de l'iritis idiopathique et sympathique sous plusieurs points essentiels. — Dans l'iritis idiopathique aiguë, les douleurs les plus vives attaquent le malade depuis le premier jusqu'au dixième jour; mais elles se fixent particulièrement dans le globe de l'œil lui-même, et dans le front. — Elles sont remittentes, mais ne laissent pas de rémission, et n'observent pas un type nocturne comme l'iritis chronique le fait constamment. — L'ophtalmie externe est beaucoup plus violente dans l'iritis aiguë que dans le chronique. — Dans l'une, la cornée reste transparente, dans l'autre, l'opacité de cette membrane est presque le premier et le plus constant symptôme. — Dans l'iritis aiguë, la pupille s'oblitère davantage dès le commencement de la maladie, mais elle conserve sa forme ronde. — La couleur de l'iris change, de manière qu'une iris brune devient rougeâtre, et une iris bleue, gris-verdâtre. — Elle se tuméfie et s'approche vers la cornée. — Il se forme un hypopium ou un abcès dans la substance de l'iris. — Comme nous avons déjà vu, les choses se passent tout autrement dans l'iritis chronique : ici la pupille est non-seulement rétrécie, mais angulaire et déplacée; l'humeur aqueuse est troublée pendant quelque

Iritis chronique.

temps, et quand elle est enfin absorbée, on voit l'iris conserver sa couleur naturelle, et son bord pupillaire tirer en arrière, tandis que des filaments lymphatiques bouchent presque la pupille, etc. — On distingue l'iritis en question, de l'iritis arthritique ; d'abord par les signes commémoratifs; puis dans celui-ci la douleur attaque la moitié entière du visage, commence dans le front, et se propage en bas jusqu'à la mâchoire inférieure, et même au cou et à l'épaule, avec un sentiment de fourmillements sous la peau; les intermissions ne sont pas régulières, les vaisseaux de la conjonctive sont variqueux; on observe, dans la sclérotique, un cercle de vaisseaux enflés autour de la cornée; mais cette dernière membrane reste intacte et transparente. — L'iritis syphilitique a la plus grande ressemblance avec l'irritis chronique; la cornée est opaque dans tous les deux; mais dans la première, cette opacité est comme sale, elle subsiste pendant toute la maladie, et des ulcères de la cornée surviennent souvent; des condylomes se forment sur l'iris elle-même, etc. — Au reste, cette iritis a lieu chez des personnes affectées de la maladie vénérienne générale, tandis que l'iritis qui nous occupe, existe chez des individus sains d'ailleurs, après l'opération déterminée.

Les plaies de la cornée étant en général de très-peu d'importance, l'auteur cherche à expliquer comment des suites si fâcheuses peuvent résulter de l'opération dite kératonyxis, et il montre que cette opération est d'une nature bien plus grave que les plaies ordinaires de la cornée. — L'humeur aqueuse s'écoule toujours, l'iris s'approche vers la cornée, la chambre antérieure se trouve alors diminuée, lorsqu'on doit retirer l'aiguille, manœuvre qui n'est pas sans inconvénients, ni pour la cornée, ni pour l'iris. — Quand l'opérateur divise le cristallin, et cherche à faire passer les morceaux dans la chambre antérieure, la plaie de la cornée est encore plus tiraillée; fait-on la dépression du cristallin, alors cette plaie sert inévitablement comme d'hypomochlion à l'aiguille, et n'en souffre que plus. —L'iris elle-même n'est pas moins exposée pendant cette période de l'opération; souvent on voit la pupille se serrer fortement autour de l'aiguille, quoiqu'on ait eu la précaution de faire usage d'avance de l'extrait de belladonna. — La lésion des parties profondes de l'œil est encore plus dangereuse; le corps ciliaire est toujours fortement pressé ou déchiré dans la kératonyxis, et c'est à cette lésion, réunie à celle de l'iris et de la face interne de la cornée, que l'auteur attribue principalement les suites fâcheuses de cette opération. — D'ailleurs les phénomènes principaux qui accompagnent l'iritis chronique, c'est-à-dire l'opacité de la cornée et de l'humeur aqueuse, se

Iritis chronique.

Iritis chronique.

conçoivent aisément en les comparant avec la maladie que Wardrop a nommé l'inflammation de la membrane qui revêt la chambre antérieure.

Le pronostic est d'autant plus fâcheux que les douleurs sont plus intenses et persévérantes, que la cornée et l'humeur aqueuse sont plus opaques, que la pupille est plus rétrécie et angulaire, l'exsudation considérable, et que la la totalité du globe de l'œil souffre davantage.

Le traitement, dans la première période de la maladie, consiste dans l'application du régime antiphlogistique. Des saignées générales et locales, des laxatifs, le mercure doux seul, ou avec l'extrait de jusquiame, des vésicatoires, etc., sont alors les remèdes principaux. — Tous les topiques sur l'œil, même les plus doux, sont nuisibles dans cette époque; dans la seconde, au contraire, les remèdes externes, surtout l'extrait de belladonna ou de jusquiame instillé dans l'œil, sont d'une grande efficacité. — On continue, en outre, dans cette période, l'usage interne du calomel. — Au reste, on doit avoir égard à la constitution et aux forces du malade, et le traiter d'après les règles générales de l'art. — Un emplâtre d'hyoscyamus appliqué à la moitié du visage, sur le côté de l'œil malade, a été souvent d'un très-grand secours pour calmer les douleurs nocturnes.

L'auteur fait ensuite quelques réflexions sur

les diverses méthodes d'opérer la cataracte, et en tire les conclusions suivantes : chaque opération faite avec l'aiguille est plus dangereuse que l'extraction de la cataracte; les parties les plus importantes sont blessées quand on fait l'abaissement par la cornée; au contraire, par la sclérotique, ces opérations ne sont pas si dangereuses. — La kératonyxis ne doit donc être employée que dans les cas d'une cataracte laiteuse ou molle; car alors on n'a besoin de faire qu'une seule plaie, une simple piqûre à la cornée, ou bien quand l'étroitesse de l'ouverture des paupières empêche de faire usage des autres méthodes opératoires, et quand le corps ciliaire est évidemment variqueux. — En général, l'extraction lui semble préférable à toutes les autres méthodes d'opérer la cataracte.

Iritis chronique.

Sur l'emploi de l'eau froide.

OBSERVATIONS

Sur l'emploi de l'eau froide contre les staphylômes récents et les hernies de l'iris.

Il y a fort long-temps qu'on a vanté les bons effets de l'eau froide sur les yeux pour s'opposer à l'inflammation qui survient à la suite des blessures ou contusions faites à cet organe.

La crainte d'augmenter les accidents qui existent déjà, et la répugnance que montrent généralement contre ce moyen les malades eux-mêmes, ont empêché jusqu'ici les praticiens de s'en servir. Le soulagement que produisent dans l'iritis les lotions d'eau froide sur la tête, semblaient devoir conduire tout naturellement à en essayer l'usage sur les yeux, dans les maladies extérieures de cet organe; mais l'état de désorganisation dans lequel il se trouve à la suite de certaines plaies, a sans doute fait craindre un aussi puissant résolutif. Cependant les résultats heureux que les médecins suédois obtiennent de cette pratique, m'a donné le désir de la vérifier; les observations suivantes prouveront qu'on aurait tort de la négliger entièrement.

1re OBSERVATION.

Joseph Perrault, tonnellier, rue des Deux-

Ponts, île Saint-Louis, reçut, étant à travailler à la Rapée, un coup violent par un marron de la grosseur d'une noisette, qui fut projeté violemment sur son œil gauche, par un ouvrier qui était éloigné de lui d'environ quarante pas. Un éblouissement subit, suivi d'une douleur insupportable, se fit ressentir dans cet œil, qui s'enflamma, et devint de plus en plus douloureux.

Sur l'emploi de l'eau froide.

Il fut saigné le lendemain sans aucun soulagement.

Le surlendemain, lorsqu'on put écarter les paupières, on vit, à la partie supérieure du globe, une hernie très-prononcée de la sclérotique, une procidence de l'iris avec épanchement considérable de sang dans les chambres; des bosselures sur toute l'étendue du globe, enfin tous les signes d'une désorganisation totale. Le malade, dont l'œil droit est déjà couvert, depuis sa petite vérole, d'une taie qui obstrue les trois quarts environ de la partie inférieure de la pupille, ne pouvait rien distinguer.

L'eau froide fut appliquée sur l'œil malade au moyen de compresses souvent renouvelées, et introduites sous les paupières par de fréquentes instillations avec une éponge. Le malade n'en ressentit aucun malaise, quoique son œil fût considérablement enflammé. Rien autre chose n'a été appliqué sur cet œil, qui a été perdu

Sur l'emploi de l'eau froide.

pour le malade, qui peut distinguer à peine l'obscurité du jour; mais la forme en a été conservée, le globe a repris son volume naturel, et les paupières le recouvrent avec facilité.

L'état de l'œil droit s'est un peu amélioré par l'instillation fréquente de solution de sulfate de cadmium.

2e OBSERVATION.

Un jeune enfant de seize ans reçut sur son œil gauche, en jouant avec un de ses camarades, un coup de pistolet chargé à poudre, qui fut tiré à la distance de huit pas. Les paupières et les joues furent déchirées, et l'œil, fortement endommagé, fut criblé de grains de poudre qui traversèrent d'outre en outre les membranes. Il survint une inflammation considérable; l'iris, entraînée par une petite quantité d'humeur aqueuse qui s'était fait issue à travers une déchirure de la cornée, se présentait à cette ouverture, le cristallin était déplacé, tout enfin paraissait annoncer une désorganisation complète.

Après l'application de huit sangsues autour de l'orbite, des bains de pieds, etc., des compresses, trempées dans de l'eau froide, furent placées sur le front, les tempes et les yeux; ces compresses étaient renouvelées aussitôt qu'elles s'échauffaient.

Le lendemain il y fut ajouté quelques gouttes d'acétate de plomb liquide, dans l'intention de modérer l'inflammation des téguments. Sur l'emploi de l'eau froide.

Dix-huit jours de l'application de l'eau froide suffirent pour dérougir entièrement les paupières, et leur faire reprendre leur volume naturel. L'iris, qui avait été réduite, dès le cinquième jour, avait rendu à la pupille sa forme arrondie; un léger ovale signalait seulement le lieu qui avait été entamé dans la plaie de la cornée.

Le cristallin, qui était passé dans la chambre antérieure, fut enlevé par extraction (1), et le jeune malade, parfaitement rétabli au bout de quarante-cinq jours, a pu reprendre son travail accoutumé.

3e OBSERVATION.

Madame L..... était sujette, depuis plusieurs années, à des ophtalmies qui reparaissaient aux époques menstruelles, et se prolongeaient quelquefois quinze jours et au-delà; les yeux étaient alors rouges et irrités, et un grand nombre de vaisseaux étaient apparents, et rampaient sur la cornée.

---

(1) Le professeur Dupuytren a fait à l'Hôtel-Dieu une opération de ce genre très-remarquable, dont on peut lire la description page 201 du 4e Fascicule.

Sur l'emploi de l'eau froide.

L'application de l'eau froide, un régime tempérant et quelques bains de pieds ont suffi pour faire disparaître tous ces accidents. La malade a le soin de renouveler les lotions froides à l'approche des époques menstruelles; et, par ce moyen, elle évite l'inflammation des conjonctives, que l'application des sangsues n'avaient pu même modérer.

4me OBSERVATION.

Magnon, jeune fille aveugle, élève de l'Institution, avoit depuis trois ans une hydropisie de l'œil gauche; le cristallin et l'iris étoient déplacé. Elle apercevoit cependant un peu la lumière avec cet œil, et lorsque l'action en étoit trop vive ou trop prolongée, elle clignoit les paupières qui étoient écartées par la proéminence externe de l'œil. La contraction de ces deux voiles qui comprimoient le globe augmentoient ses souffrances et la désorganisation de l'œil, dont la cornée, toujours rouge, étoit couverte de vaisseaux variqueux.

Il devint indispensable de vider cet œil. La jeune fille y étant résolue, il fut ouvert transversalement le 3 septembre dernier avec le couteau triangulaire que Beer a imaginé pour cette opération. Le lambeau fut coupé avec des ciseaux, l'humeur aqueuse s'écoula immédiatement et une foible portion du corps vitré.

L'œil fut recouvert et lavé fréquemment avec une décoction émolliente pour favoriser l'écoulement total, ce qui n'arriva point, le globe diminua de volume, les paupières purent être rapprochées, mais l'œil demeura toujours très-enflammé et douloureux. Je jugeai qu'il n'étoit pas convenable de continuer les émollients et j'appliquai l'eau froide, qui produisit une diminution sensible dans les douleurs de l'œil, fit cesser les accidents et dissipa entièrement l'inflammation.

Sur l'emploi de l'eau froide.

Au bout de vingt jours, Magnon a pu se rendre dans sa famille, à quinze lieues de Paris.

GUILLIÉ.

Remarques sur la kératonyxis.

REMARQUES

Sur la kératonyxis, le déplacement et le broiement de la cataracte, par M. Lagenbeck, professeur à Goettingue.

La dissertation de M. Schindler sur l'iritis chronique, et la découverte de la membrane séreuse de la chambre antérieure, par M. Wardrop, ont déterminé l'auteur à communiquer ses vues actuelles touchant la kératonyxis. Jusqu'ici il était, comme on le sait, l'apologiste de cette méthode opératoire; il paraît actuellement avoir réduit sa prédilection. Il parcourt d'abord les cas de l'iritis chronique cités par M. Schindler, d'où il résulte que dans tous, la kératonyxis avait produit une inflammation de la membrane séreuse qui revêt la chambre antérieure, avec exsudation de lymphe coagulable. — L'auteur a lui-même quelquefois observé de pareils accidents après l'opération; mais par des saignées copieuses et souvent répétées, des frictions avec de l'extrait de belladonna faites autour de l'œil dès le premier abord de la maladie, il a toujours réussi à dissiper l'inflammation, et à en prévenir les suites fâcheuses. Il n'a fait usage de mercure que dans la seconde période. On voit au contraire que dans les cas malheureux rapportés par M. Schindler, les saignées ont été omises ou faites trop tard, ce qui est une faute essentielle dans le traitement. — Mais tout bien considéré, on voit pourtant que l'innocuité de la kératonyxis n'est pas tout-à-fait si évidente que l'auteur le prétendait il y a quelque temps. — La première cause de l'inflammation qui se développe après cette opération, est, selon l'auteur, la blessure de la capsule de l'humeur aqueuse; plus l'aiguille est mince et tranchante, et plus on agit avec habileté, moins cette plaie est dangereuse. — La seconde cause de l'inflammation est produite par la pression exercée sur la plaie de la cornée par le col de l'aiguille, après l'écoulement de l'humeur aqueuse qu'on ne peut pas toujours éviter. Plus la dépression ou le broiement du cristallin est laborieux, la cataracte dure ou résistante, plus on est exposé à cet inconvénient. — Au reste, l'auteur prétend que c'est le doigt indicateur de la main gauche, et jamais le bord de la plaie de la cornée, comme le dit M. Schindler, qui doit servir d'hypomochlion à l'aiguille, et il attribue à cette faute capitale la cause de l'iritis chronique qui accompagne si constamment l'opération, dans les cas signalés par M. Schindler. Il le blâme encore de ce qu'il prétend que l'humeur aqueuse s'écoule toujours pendant la durée de l'opération, ce qui n'arrive que dans les cas où la cataracte est dure ou très-grande. — Une

Remarques sur la kératonyxis.

Remarques sur la kératonyxis.

troisième cause de l'inflammation est la pression ou le déchirement du corps vitré. — Pour éviter tous ces inconvénients, attachés à la kératonyxis, l'auteur a donc conseillé de faire la dépression ou le broiement de la cataracte par la sclérotique, mais avec des modifications essentiellement différentes de la manière généralement adoptée pour cette méthode opératoire. — Il rejette l'aiguille ordinaire, et courbée en long, de Froicart, parce qu'elle ne peut être introduite qu'avec beaucoup d'efforts à travers les membranes de l'œil, et parce qu'elle n'est jamais assez tranchante pour diviser avec facilité le cristallin, si l'on en fait le broiement; et elle ne lui paraît pas non plus commode pour la dépression. — De plus, il blâme fortement les mouvements inconsidérés qu'on fait avec l'aiguille pendant l'abaissement de la cataracte; il leur attribue le déchirement du corps vitré, qui en est toujours la suite; il conseille de ménager autant que possible cette humeur, à ce quoi on n'a pas jusqu'ici fait assez d'attention. — D'après ces considérations, il s'est servi, dans ces derniers temps, d'une aiguille très-mince, plate et à deux tranchants; il l'introduit horizontalement par la sclérotique, au lieu généralement indiqué, la pousse dans la chambre postérieure au-devant du cristallin, le divise en trois ou quatre lambeaux par autant de mouvements donnés au manche de l'aiguille, de dedans en dehors. —

Remarques sur la kératonyxis.

Si la pupille est bien dilatée par l'extrait de belladonna, le danger de blesser cette membrane est nul. — Le cristallin est, de cette manière, broyé avec beaucoup de facilité, et l'absorption en est prompte, sans qu'on ait besoin de faire passer les morceaux dans la chambre antérieure; manœuvre qui n'est toujours effectuée qu'avec beaucoup de tiraillement, et qui expose à blesser l'iris. — Pour opérer la dépression par la sclérotique, il se sert d'une aiguille à peu près semblable à celle qui vient d'être décrite, mais seulement un peu courbée sur son plat; introduite par la sclérotique dans la chambre postérieure, elle est placée horizontalement sur le bord supérieur du cristallin, qu'on déplace en retirant l'aiguille en dehors, dont la cavité agit presque comme un crochet. En même temps on lève un peu le manche en baissant l'aiguille, de manière que le cristallin est éloigné du corps vitré, et plongé dans la partie inférieure et extérieure de la chambre postérieure, après quoi l'aiguille est retirée dans la même direction qu'on l'avait introduite. —L'auteur prétend que le corps vitré reste tout-à-fait intact dans cette opération, qui en outre est d'une exécution très-facile et très-prompte. — Il assure que depuis qu'il se sert de ces deux manières d'opérer la cataracte, il n'a jamais eu à se plaindre des suites fâcheuses qui accompagnent soit la kéra-

Remarques sur la kératonyxis.

tonyxis, soit la manière ordinaire de l'abaissement par la sclérotique. Il n'hésite donc pas à leur donner la préférence, et à les recommander à l'examen attentif des chirurgiens.

Suite des expériences sur le muriate de soude.

Acide muriatique appliqué sur l'œil.

Cherchant à me rendre compte de l'effet produit sur la cornée par le muriate de soude décrépité, je crus que l'acide muriatique contenu dans ce sel pouvait être le principal agent qui provoquât la résorption de la matière épanchée, et qu'il serait par conséquent possible de se servir de la partie médicamenteuse sans employer les autres parties constitutives de ce sel.

Je fis donc, avec l'acide muriatique étendu dans de l'eau distillée, des applications comme je les avais faites avec le sel réduit en poudre. Elle produisirent une irritation assez vive, qui ne fut suivie d'aucune résolution.

Je réitérai ces applications sur des sujets aveugles, dont les taies étaient produites par des causes extrêmement variées, sans obtenir un meilleur résultat.

La proportion de l'acide muriatique était la suivante :

Acide muriatique........................℈ j.
Solution aqueuse d'opium..............℥ j.

Il n'eut pas été prudent, je pense, d'augmenter davantage la portion d'acide muriatique, sans s'exposer à développer des accidents graves. C'est sans do[illegible]e par erreur qu'on a in-

Acide muriatique appliqué sur l'œil.

séré dans un journal anglais qu'il suffit de l'étendre de moitié dans de l'eau distillée pour pouvoir ensuite l'appliquer sans danger sur l'œil.

Les effets salutaires du muriate de soude employé contre les taches récentes de la cornée, tiennent probablement à l'effet mécanique de la poudre, à sa combinaison avec la solution aqueuse ou le vin d'opium, autant qu'à l'action de l'acide qu'il contient. Il est une foule de substances qu'on introduit dans l'œil avec l'intention d'exciter les vaisseaux, pour opérer la résorption des matières épanchées, qui n'ont aucunes propriétés médicamenteuses, et qui n'agissent que par leur forme pulvérulente.

GUILLIÉ.

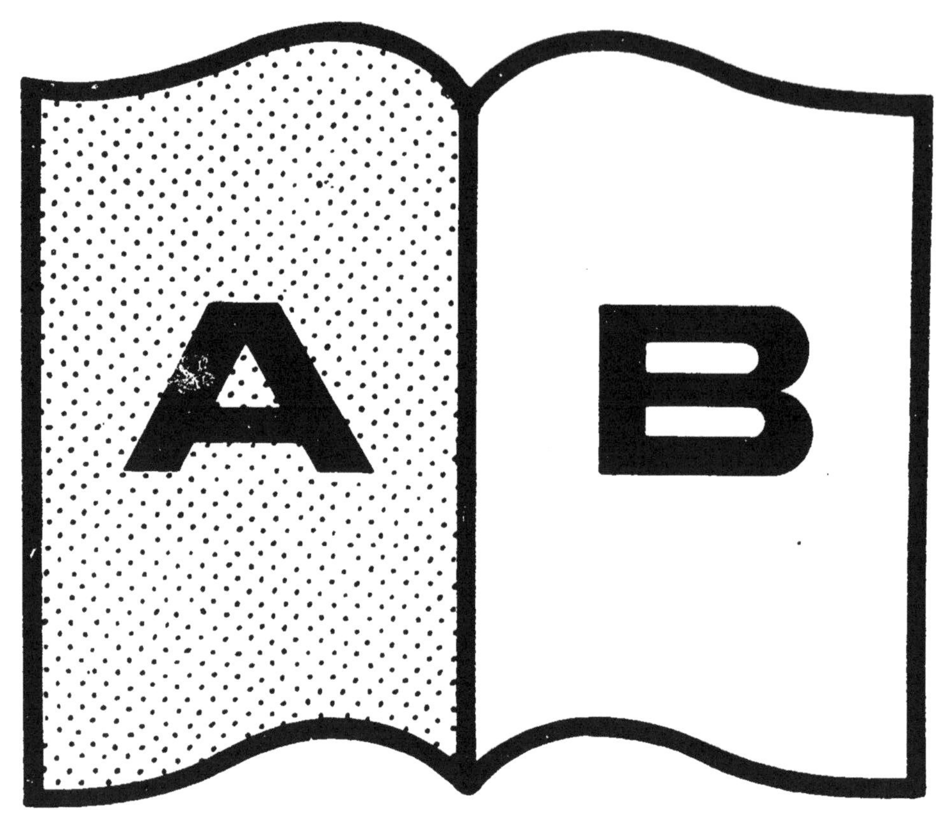

Contraste insuffisant

NF Z 43-120-14

www.ingramcontent.com/pod-product-compliance
Ingram Content Group UK Ltd.
Pitfield, Milton Keynes, MK11 3LW, UK
UKHW021057230726
13926UKWH00004B/1899

9 782013 562119